SERVICIOS DE SALUD

JOSEFA GÓMEZ DE ENTERRÍA
SOL GÓMEZ DE ENTERRÍA

SERVICIOS
DE
SALUD

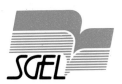

SGEL

Sociedad General Española de Librería, S. A.

Primera edición: 1994

EL ESPAÑOL POR PROFESIONES

Directora de la colección: Blanca Aguirre

Produce: SGEL-Educación
        Marqués de Valdeiglesias, 5 - 1º - 28004 MADRID

ISBN: 84-7143-504-8
Depósito Legal: M. 26374 - 1994
Printed in Spain - Impreso en España

Cubierta: Erika Hernández
Maqueta: C. Campos
Fotos: STILO

Compone: Preimpresión AMORETTI
Imprime: CRONOCOLOR, S. A.
Encuaderna: F. MÉNDEZ, S. L.

Presentación

El presente título, **SERVICIOS DE SALUD**, de la colección **El Español por Profesiones**, está dirigido a todas aquellas personas que tienen conocimientos básicos de la lengua española y desean continuar su aprendizaje y profundización para utilizarla en un contexto profesional.

Esta obra pretende satisfacer las necesidades más generales de comunicación, tanto oral como escrita, de los profesionales de la asistencia sanitaria. Para ello, el material está organizado en nueve unidades didácticas subdivididas, cada una de ellas, en tres secciones.

En cada sección, el lector encontrará los siguientes apartados:

● **Presentación:** con documentos auténticos o diálogos que introducen la situación profesional, el tema y el léxico específico.

● **Para leer y comprender.**
● **Para hablar.**
● **Para practicar.**
● **Y para terminar.**

Incorporan las cuatro destrezas básicas, así como ejercicios y actividades comunicativas que permiten la familiarización con los procedimientos y documentos de la profesión.

Con el fin de facilitar el aprendizaje se ha introducido también una **Sección de Consulta** en la que, en los apartados de Diccionario, Gramática y Memoria, figuran las definiciones y explicaciones de los términos, los exponentes de las funciones, los aspectos gramaticales y las nociones desarrolladas en cada una de las unidades del libro.

Para aquellos que prefieran el sistema de autoaprendizaje, se incluye una **Clave de Soluciones** de los ejercicios propuestos. Y, junto a ella, los **Apéndices de Abreviaturas y Siglas** así como un **Glosario multilingüe**.

Confiamos en que, no sólo este título, sino toda la colección, sea de utilidad para profesionales, profesores y estudiantes.

LAS AUTORAS

CONTENIDOS

Unidad	TEMAS Y SITUACIONES	ACTIVIDADES
1	**La Salud** A. La OMS B. Asistencia Sanitaria. Estructura asistencial C. Prevención de enfermedades	• Conocer la Organización Mundial de la Salud, su estructura y funciones. • Extraer y resumir información. • Uso del diccionario. • Prácticas de estructuras lingüísticas. • Supuestos profesionales. • Ortografía básica.
2	**Enfermedades infecciosas** A. Epidemiología B. Síndrome de inmunodeficiencia adquirida C. Profilaxis de las enfermedades transmisibles	• Comprender y expresar las vías de transmisión de las enfermedades infecciosas. • Léxico específico. • Supuestos profesionales en contextos de expresión oral. • Comprensión y empleo de siglas y abreviaturas. • Ejercicios estructurales de gramática.
3	**Instituciones abiertas** A. Consulta de medicina general B. Consulta del pediatra de cabecera C. Baja por enfermedad	• Familiarización con la organización extrahospitalaria. • La comparación. • Relaciones médico-paciente. • Señaladores temporales y modales. • Uso diferenciado de ser y estar.
4	**Instituciones cerradas: el hospital** A. Organización del hospital B. El servicio de admisión C. La unidad del paciente	• Familiarización con la organización hospitalaria. • Adquisición del léxico específico. • Ejercicios de redacción. • Supuestos profesionales. • Empleo correcto del verbo (indicativo, subjuntivo). • Señaladores modales y temporales.
5	**Servicio de medicina interna** A. La historia clínica B. Hitorial del paciente para enfermería C. Diagnóstico y tratamiento	• Simulación profesional para familiarizarse con el cuadro clínico. • Uso del diccionario. • Empleo adecuado del pronombre personal. • Comprensión de los métodos diagnósticos. • Comunicación oral mediante supuestos profesionales. • Técnicas de expresión escrita: el *currículum*. • Formación de vocabulario científico.

CONTENIDOS

Unidad	TEMAS Y SITUACIONES	ACTIVIDADES
6	**Servicio de cirugía** A. Diagnóstico B. Cuidados preoperatorios C. Quirófano y cuidados postoperatorios	• Lectura comprensiva. • Prácticas de redacción. • Empleo correcto del verbo. • Ejercicios de ortografía. • Juegos interactivos. • Empleo de abreviaturas.
7	**Servicio de traumatología** A. Sistema óseo B. Patología y tratamiento C. Cirugía	• Supuestos profesionales en contextos de expresión oral. • Ejercicios estructurales de gramática. • Lectura comprensiva. • Empleo adecuado del pronombre personal. • Transformación de frases de estilo directo/indirecto.
8	**Gerontología** A. Geriatría B. Cuidados especiales C. El cáncer	• Adquisición del léxico específico. • Empleo adecuado de las formas del pronombre relativo. • Discurso interactivo: comprensión y expresión. • Redacción de frases con adjetivación correcta. • Expresión oral. • Transformación de frases de estilo indirecto/directo.
9	**Primeros auxilios** A. Traumatismos B. Parada cardíaca C. Quemaduras	• Adquisición del léxico específico. • Supuestos profesionales. • Lectura comprensiva. • Empleo adecuado del pronombre personal y del relativo. • Ejercicios estructurales de gramática. • Técnicas de expresión escrita.

Sección de Consulta

Clave de la solución de los ejercicios

Apéndice de abreviaturas y siglas

Glosario multilingüe

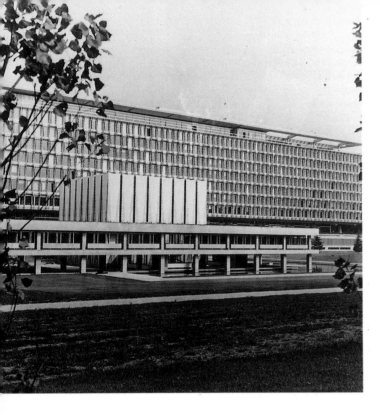

La salud

A LA OMS

La Organización Mundial de la Salud es un organismo especializado, dependiente de la ONU, que se creó en 1948 y tiene su sede central en Ginebra.

En su estructura interna cuenta con una Organización General que actúa a nivel mundial y distintos organismos regionales encargados de las diferentes zonas geográficas. El Secretario General tiene su sede en Ginebra y entre sus funciones destacan el estudio de las estadísticas sanitarias y epidemiológicas mundiales, el control de medicamentos, etc. Tiene también una función de consulta dirigida fundamentalmente hacia la lucha contra las enfermedades infecciosas, la organización de los servicios de salud, coordinación de las investigaciones científicas internacionales, mejora de los programas de enseñanza técnica, etc.

Entre sus actividades hay que señalar: la lucha contra las enfermedades epidémicas, la promoción de la campaña de vacunación infantil contra la difteria, tétanos, poliomielitis, sarampión y tuberculosis.

En 1977 se firmó un compromiso en Alma-Atá para promover la acción urgente de desarrollo de los cuidados sanitarios básicos, especialmente en los países menos desarrollados.

En el año 1979 la OMS declaró erradicada la viruela, a la vez que incrementó el control de las diarreas y del cáncer.

El programa más ambicioso, aprobado en 1981, es el que lleva por título «Salud para todos en el año 2000», iniciado en 1984-1989 con el control de fármacos y la protección de la alimentación infantil.

1. Para leer y comprender

a) Responda a las siguientes preguntas:

1. ¿En qué año se creó la organización mundial de la salud? ¿Dónde tiene su sede?
2. ¿En qué consiste la función de consulta?
3. ¿De qué organismos consta su estructura interna?
4. ¿Qué funciones tiene el Secretario General?
5. ¿En qué año declaró la OMS erradicada la viruela?
6. ¿En qué consiste el compromiso firmado en Alma-Atá?
7. ¿Cuál es el programa más ambicioso de la OMS?

b) Explique el significado de los siguientes términos:

— organismo especializado _____
— estructura interna _____
— estadísticas epidemiológicas _____
— servicios de salud _____
— incremento del control _____
— cuidados sanitarios básicos _____

c) Busque los sinónimos de las palabras siguientes:

1. estructura _____
2. región _____
3. funciones _____
4. infecciosas _____
5. internacional _____
6. organismo _____
7. secretario _____
8. fundamental _____
9. coordinación _____
10. enseñanza _____

2. Para hablar

a) Haga un resumen de las funciones más importantes que realiza la OMS y explíqueselo al resto de la clase.

b) En grupos: preparen un debate sobre la eficacia de la OMS ante enfermedades como el SIDA.

c) Comenten en grupos la existencia de otras organizaciones dependientes de la ONU (por ejemplo: FAO, Unesco, etc.), así como también su finalidad y actividades.

3. Para practicar

a) *Escriba palabras de la misma familia que los siguientes sustantivos:*

- organización
- estudio
- función
- corte

- lucha
- alimentación
- vacunación
- salida

b) *Acentúe, si es preciso, las palabras siguientes. A continuación explique la regla aplicada en cada una de ellas:*

1. vesicula
2. colesterol
3. ecografia
4. cornea

5. tetanos
6. poliomielitis
7. cancer
8. infeccion

c) *Complete las frases siguientes con las preposiciones:*

1. La dieta ____ sal es la más adecuada _____ los enfermos renales.
2. Durante los últimos años se ha avanzado mucho ____ el tratamiento _____ el cáncer.
3. Ángel Palacios es A.T.S. ____ el consultorio ____ la calle Clara del Rey nº 34.
4. Los países subdesarrollados cuentan _____ unos servicios sanitarios muy pobres.
5. La miopía es un defecto ____ la refracción ____ ojo.
6. El próximo fin ____ semana iremos ____ Toledo.
7. La consulta ____ oncología está ____ la planta cuarta.
8. La auxiliar ____ enfermería del ambulatorio está de baja _____ la primavera.

4. Y para terminar

a) *Haga un esquema de la estructura interna de la OMS y sus funciones.*

b) *Exprese de otra manera:*

- tiene su sede en Ginebra
- es un organismo especializado
- la estructura interna
- función de consulta
- luchar contra las enfermedades epidémicas
- firmar un compromiso
- declarar erradicada la viruela
- el programa más ambicioso

c) *Escriba una carta al Secretario General de la Organización Mundial de la Salud pidiendo información sobre las enfermedades epidémicas erradicadas en Europa.*

B ASISTENCIA SANITARIA. ESTRUCTURA ASISTENCIAL

ATENCIÓN PRIMARIA {
Individuo.
Familia.
Comunidad.

● CENTRO DE SALUD

EQUIPO DE ATENCIÓN PRIMARIA

- Médico general.
- Pediatra
- Personal de enfermería.
- Trabajadores sociales.
- Personal administrativo.

- Asistencia sanitaria {
a domicilio.
ambulatoria.
- Promoción de la salud.
- Prevención de enfermedades.
- Reinserción social.

ATENCIÓN ESPECIALIZADA

● AMBULATORIO.
● HOSPITAL:
- Asistencia especializada.
- Promoción de la salud.
- Prevención de enfermedades.
- Investigación y docencia.

1. Para leer y comprender

a) *Escoja de entre las tres soluciones propuestas la que corresponda:*

1. La atención primaria va dirigida:
   a) Al individuo, la familia y la comunidad.
   b) Al individuo enfermo solamente.
   c) Al individuo y a la comunidad exclusivamente.

2. El centro de salud es el lugar donde trabaja:
   a) El personal municipal.
   b) El equipo de salud.
   c) El equipo de atención primaria.

3. Una de las funciones del equipo de atención primaria es:
   a) La asistencia en los hospitales.
   b) La asistencia sanitaria ambulatoria y à domicilio.
   c) La atención a los servicios públicos.

4. Los trabajadores sociales forman parte del:
   a) Equipo de atención primaria.
   b) Personal sanitario especializado.
   c) Equipo de enfermería.

5. La asistencia a domicilio es una de las funciones de:
   a) El equipo de atención primaria
   b) El ambulatorio
   c) El hospital

6. Una de las funciones de los hospitales es la de:
   a) Investigación y docencia.
   b) Control sanitario de aguas residuales.
   c) Control de los servicios veterinarios.

b) *Explique el significado de los términos siguientes:*

— promoción de la salud _____
— rehabilitación _____
— asistencia a domicilio _____
— reinserción social _____
— educación sanitaria _____
— problemas complejos _____
— docencia _____

2. *Para hablar*

a) *Conteste oralmente:*

1. ¿Qué es el centro de salud?
2. ¿Quiénes componen el equipo de atención primaria?
3. ¿Cuáles son las funciones del equipo de atención primaria?
4. ¿A quiénes va dirigida la atención primaria?
5. ¿Cuáles son las funciones de los hospitales?
6. ¿Dónde se desarrolla la asistencia especializada?

b) *Por parejas: comenten las diferencias entre los centros de salud y los hospitales.*

c) *Su hijo de 14 años presenta un cuadro de fiebre (38,5°C), dolor en la parte derecha del abdomen, nauseas, vómitos y dificultad para mantenerse erguido, usted, alarmado, requiere por teléfono la presencia del médico de urgencias. Preparen, por parejas, la conversación telefónica para que el médico vaya a visitarlo a su domicilio.*

3. Para practicar

a) *Escriba una frase con cada uno de los adjetivos que van a continuación:*

- afiliado
- enfermo
- sano
- rehabilitado

- urgente
- ambulatorio
- atendido
- especializado

b) *Localice en la sopa de letras los nombres de diez alimentos básicos para una dieta equilibrada:*

```
A P T O I Y N E R A S E I O N T D U J B T
T A B D E R L P I S O T E F V K M I N G D
L T S C A R N E S M P A N C I F K D R E A
G J L I T E R S K U A L O E S R D E S A O
H J U L I P A C E I T E E S K U L O F R E
S E R B U O D A J U A K O T S T L N F S B
H N U T D A S D K F T L O F E A N U T R S
K U R E S M H O R T A L I Z A S K O R S G
J I R E S G N S N P S E K U S B V C X Ñ A
I F T Y U J H G F D S C M N B T E S T R D
L U I Y T R E B G F S H U E V O S M U T R
M U T R S E A V G G L E G U M B R E S R Y
M U R S G Y O B A E R P T H K O U I L B F
S E T U O L A M B R A N Z I F U T D E O P
```

c) *Complete las frases siguientes con la forma correcta de los verbos ser y estar:*

1. Una de las funciones de los hospitales _____ (ser) la asistencia especializada.
2. El equipo de enfermería _____ (estar) en el centro de salud.
3. La sede de la FAO _____ (estar) ubicada en Roma.

4. La OMS _____ (ser) un organismo especializado en el control y promoción de la salud.
5. El personal de enfermería _____ (estar) formado por DUE y auxiliares de enfermería.
6. Laboratorios, radiología y rehabilitación _____ (ser) parte de la infraestructura de los centros de salud.

4. Y para terminar

a) **Haga un esquema con los datos de la asistencia primaria.**

b) **Preparen, en grupos, un programa de educación sanitaria sobre la higiene bucal, destinado a la población infantil.**

C PREVENCIÓN DE ENFERMEDADES

NIVELES DE PREVENCIÓN

PREVENCIÓN PRIMARIA	PREVENCIÓN SECUNDARIA	PREVENCIÓN TERCIARIA
(Antes de que aparezca la enfermedad)	(Ha aparecido la enfermedad)	(Fase de convalecencia)
• Saneamiento general. • Inmunización específica e inespecífica. • Educación sanitaria.	• Diagnóstico precoz. • Tratamiento correcto.	• Reeducación. • Rehabilitación. • Reinserción.

1. Para leer y comprender

a) **Responda verdadero o falso a las siguientes cuestiones:**

	V	F
1. La prevención primaria se lleva a cabo cuando la enfermedad ya ha aparecido		
2. La potabilización de las aguas es una de las medidas de prevención primaria		
3. Las campañas de vacunación se realizan para evitar que aparezcan enfermedades...		

4. Es recomendable la práctica de ejercicio físico cuando la enfermedad ha aparecido ....
5. El diagnóstico precoz forma parte de la prevención terciaria ...
6. La prevención secundaria se realiza durante la fase de convalecencia de la enfermedad ....
7. Uno de los objetivos de la prevención secundaria es evitar la aparición de secuelas ....

b) **Busque el significado de los siguientes términos:**

— secuela
— saneamiento
— potable
— fomentar
— higiénico

— bienestar
— convalecencia
— crónico
— invalidez
— residual

2. Para hablar

a) *Por parejas: hagan una lista de los hábitos higiénicos personales recomendados para evitar ciertas enfermedades (por ejemplo: cepillarse los dientes después de las comidas para evitar las caries).*

b) *Relacione las palabras de la columna A con los sinónimos de la columna B:*

A

a) prevención
b) hábito
c) pronóstico
d) equilibrar
e) campaña
f) ejercicio
g) eliminar
h) físico

B

1) compensar
2) suprimir
3) costumbre
4) movimiento
5) previsión
6) corporal
7) predicción
8) acción

c) *Por parejas: expliquen a qué tipo de población deberían ir dirigidos los «consejos higiénicos» del apartado a).*

3. Para practicar

a) *Complete las frases siguientes con el tiempo que corresponda del verbo que va entre paréntesis:*

1. Estos medicamentos _____ (caducar) el mes que viene y hay que desecharlos.
2. El médico de cabecera _____ (ganar) más dinero que la enfermera, pero también _____ (tener) más trabajo.

3. El Dr. Palacios nos _____ (comunicar) que la enfermedad de mi padre _____ (ser) muy grave.
4. La campaña de vacunación infantil _____ (comenzar) en primavera.
5. Esta tarde _____ (tener) hora para la consulta del reumatólogo y no _____ (poder) ir.
6. El Ayuntamiento _____ (programar) la campaña de vacunación de la rubeola en el mes de marzo.

b) **Complete las frases siguientes con la locución más adecuada (para, con el fin de, para que, ya que, debido a).**

1. Vamos a llevar al niño al dentista _____ le empaste una muela.
2. El instrumental quirúrgico se esteriliza _____ evitar infecciones.
3. Cuando vayas al laboratorio lleva una batea _____ traer las muestras de sangre.
4. Ayúdame a ordenar estos medicamentos _____ no estás haciendo nada.
5. Esta mañana he llegado tarde al hospital _____ una avería en el Metro.

c) **Separe las sílabas que forman cada una de las palabras siguientes:**

— inconsciente _____   — tratado _____
— prevención _____   — campaña _____
— agradecimiento _____   — residuales _____
— diccionario _____   — potabilización _____
— muelle _____   — primario _____

4. *Y para terminar*

a) **Prepare una conversación telefónica solicitando información sobre el programa (quién lo imparte, cuántas horas de clase se dan al día, dónde se realizará, etc.) de la diplomatura en salud ocupacional.**

b) **Por parejas: reproduzcan oralmente la conversación que han preparado en el apartado a).**

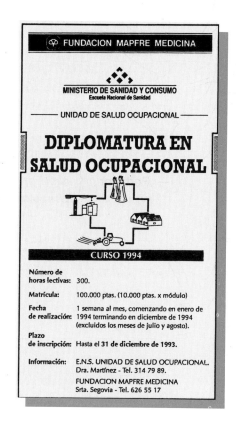

Enfermedades infecciosas

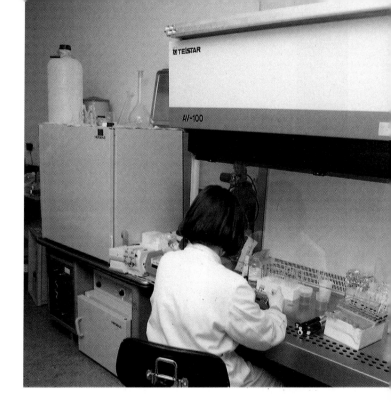

A EPIDEMIOLOGÍA

CADENA EPIDEMIOLÓGICA

FUENTES DE INFECCIÓN

- Los animales.
- El suelo.
- El Hombre:
    — Enfermo
    — Portador { Sano

    Convaleciente

MECANISMOS DE TRANSMISIÓN

DIRECTA:
- Contacto físico directo.
- A través del aire.

INDIRECTA:
- Agua.
- Alimentos.
- Fómites.
- Artrópodos.

HOMBRE SANO Y SUSCEPTIBLE

VÍAS DE ENTRADA:
- Digestiva.
- Respiratoria.
- Urinaria.
- Cutáneo-mucosa.
- Hemática.

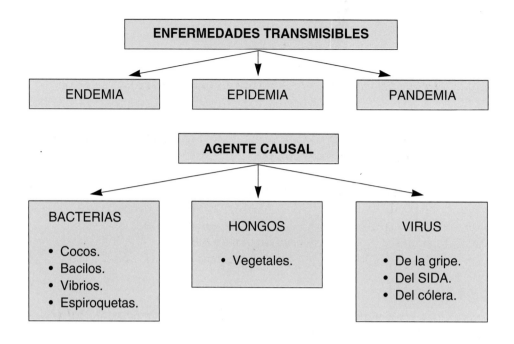

1. Para leer y comprender

a) Indique la diferencia entre:

1. epidemia/pandemia
2. endemia/epidemia
3. bacterias/hongos
4. bacilos/cocos

b) Tome nota y conteste:

1. ¿Cuáles son las vías de entrada de la enfermedad en el hombre sano?
2. ¿Qué tipos de portador de enfermedades hay?
3. ¿Qué papel desempeñan los artrópodos como mecanismo de transmisión?
4. ¿Cuál es la epidemia más frecuente en invierno transmitida por un virus?
5. ¿Cuáles son las enfermedades endémicas más frecuentes en su país?
6. ¿Qué es la epidemiología?
7. ¿Cuáles son los mecanismos de transmisión de la enfermedad?

c) Indique el significado de las siguientes palabras:

— transmisible
— individuo
— manifestación clínica
— microorganismo
— agente causal
— fómites

— distribución
— patógeno
— causa local
— susceptible
— bacterias
— portador

2. Para hablar

a) Comenten, por parejas, las enfermedades epidémicas más habituales que conocen.

b) Complete las frases siguientes con la locución más adecuada para cada una de ellas (aún cuando, aunque, en caso de que, apenas, a poco de):

1. Prolongaremos la campaña de vacunaciones _____ lo consideremos necesario.
2. Este verano me iré de vacaciones _____ termine el curso.
3. Le hicieron las radiografías _____ llegar a la consulta.
4. Me han dado el alta _____ no me encuentro bien.
5. Siga tomando los antibióticos _____ le parezca que está curada.

c) En grupos: preparen un debate sobre las enfermedades de transmisión sexual (ETS) y los medios más eficaces para prevenirlas.

3. Para practicar

a) Ponga los verbos ser y estar en el tiempo que corresponda:

1. La gripe _____ la enfermedad más frecuente durante el invierno.
2. La construcción del consultorio de la calle Corazón de María _____ en fase avanzada.
3. La semana próxima _____ en Nápoles con mis padres.
4. Don Juan Blasco _____ el pediatra de cabecera de mis hijos.
5. El servicio de neonatología _____ cerrado por obras.
6. Los hongos patógenos _____ de origen vegetal.
7. La clínica Belén _____ la mejor en su especialidad.
8. El nuevo médico de cabecera de mi ambulatorio _____ bastante mayor que el dentista.

b) Complete los espacios en blanco con las preposiciones adecuadas:

1. _____ el hospital «La Paz» cuentan _____ los mejores aparatos _____ radiología.
2. Manuel Angulo está _____ lista de espera _____ ingresar _____ oncología.
3. Máximo Montellano trabaja como celador _____ el ambulatorio_____ la calle Orense.
4. El curso _____ cirugía _____ la rodilla, dura _____ abril _____ julio.
5. La dieta hipocalórica sirve _____ adelgazar.
6. Las posibilidades _____ que salgas _____ esta enfermedad son escasas.
7. El oftalmoscopio sirve _____ explorar el ojo.

c) **Desarrolle las siglas siguientes:**

— FAO _____
— UNESCO _____
— DIU _____
— E.T.S. _____
— A.T.S. _____
— DUE _____
— OMS _____
— INSALUD _____
— INSS _____
— ONU _____

4.   Y para terminar

a)   **Forme los verbos que corresponden a los siguientes sustantivos:**

a)	función	f)	infección
b)	confianza	g)	retención
c)	expulsión	h)	turno
d)	sangre	i)	tratamiento
e)	escayola	j)	sutura

b)   **Acentúe, si es preciso, las palabras siguientes. A continuación explique cada una de las reglas aplicadas:**

1.	transmision	7.	«escaner»
2.	cutaneo	8.	oral
3.	inyeccion	9.	epidemiologia
4.	endocrinologo	10.	antibiotico
5.	hiposodico	11.	hemitorax
6.	virus	12.	fisiologia

c)   **Escriba en letras las cantidades siguientes y desarrolle las abreviaturas:**

1.   2.500 cal. _____
2.   240 mg. _____
3.   9.561 m._____
4.   472 mm. _____
5.   73 kg. _____
6.   36 gr. _____
7.   138 cm. _____
8.   63 l. _____

SIDA

Tiempo al tiempo

Es pronto para saber si el nuevo tratamiento anti-VIH tendrá éxito

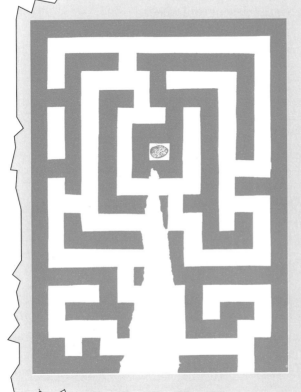

VÍCTOR CÓRDOBA

Tres investigaciones, realizadas en distintos puntos del planeta, evidencian que una molécula bloquea el paso del sida a las células. No obstante, habrá que esperar un tiempo prudencial antes de que este reciente descubrimiento demuestre realmente su eficacia en los enfermos.

La semana pasada no fue una semana más de lucha contra el sida. El anuncio francés de que el VIH necesita, además del CD4, otro receptor más para entrar en la célula (el CD26) ha sido, al parecer, una de las mejores noticias que se han producido respecto a la pandemia en todo el año.

En sólo siete días, el CD26 se puso en primer plano. Primero fue el Pasteur en París. Científicos del prestigioso Instituto galo, encabezados por el mismo Luc Montagnier aseguraban —hace diez días— que acababan de descubrir una molécula en la superficie de ciertas células inmunes de los seres humanos absolutamente necesaria para que el VIH pudiera introducirse en ellas.

Horas después

Pocas horas después, en Marsella, otros investigadores aseguraban que tenían en sus manos la molécula que bloqueaba al CD26 y que, al menos en teoría (en el laboratorio), el compuesto había conseguido frenar la entrada del virus en la célula.

También con pocas horas de separación, aunque con muchos kilómetros de por medio, expertos de un hospital de Sydney, en Australia, confirmaban que habían clonado sin dificultades el receptor CD26 tan mencionado. Tres descubrimientos «asombrosos», distanciados tan sólo en 24 horas. Sin embargo, conviene recordar, que el camino que va desde el tubo de ensayo al torrente sanguíneo (desde la teoría a la práctica) se trunca, a veces, antes de llegar a su destino. Y con el sida esto ha pasado demasiadas veces.

En algunas ocasiones, presionados por los medios de comunicación y, en otras, de «motu» propio para alcanzar la fama velozmente, muchos investigadores se muestran excesivamente entusiasmados con descubrimientos fascinantes frente al sida que luego nunca llegan a mejorar a los enfermos. Basta recordar como recientemente una mezcla de antirretrovirales frenaba en un laboratorio de la ciudad de Boston la replicación del VIH. Anunciado como uno de los mayores avances frente al sida, el descubrimiento ha sido, semanas más tarde, una falacia. La terapia frente al VIH, impidiendo su paso hacia la célula, ya ha sido investigada. Con el CD26 puede pasar lo mismo. Quizá no, y como dice Gallo: «el descubrimiento es muy prometedor», pero antes de crear unas esperanzas que pueden no confirmarse habrá que esperar algún tiempo.

(EL MUNDO, 4-XI-93)

1. Para leer y comprender

a) Responda a las siguientes preguntas:

1. ¿En qué consiste básicamente el SIDA?
2. ¿Qué descubrieron los investigadores del Instituto Pasteur de París?
3. ¿En qué ciudades se llevaron a cabo las investigaciones?
4. ¿Dónde se encuentra la molécula descubierta por los científicos?
5. ¿Qué le falta a la investigación para que se pueda considerar realmente eficaz el descubrimiento?
6. ¿Qué dice Gallo acerca del descubrimiento?

b) Explique el significado de las siguientes expresiones en el texto:

— tiempo prudencial _____
— absolutamente necesaria _____
— frenar la entrada _____
— clonar _____
— torrente sanguíneo _____
— descubrimientos fascinantes _____
— una falacia _____
— bloquear el paso _____

c) Confirme o niegue las siguientes afirmaciones:

1. Las investigaciones evidencian que una proteína bloquea la entrada del SIDA a las células.
2. Los primeros en anunciar el descubrimiento fueron los científicos del Instituto Pasteur de París.
3. Los científicos australianos confirmaban que habían tenido grandes dificultades para clonar el CD26.
4. Muchas veces los descubrimientos teóricos se truncan cuando se ponen en práctica.
5. El descubrimiento de un laboratorio de Boston ha sido una falacia.

d) Sustituya las palabras por los sinónimos en el texto, con ayuda del diccionario:

a)	exámenes _____	g)	ratificaban _____
b)	demuestran_____	h)	bastantes _____
c)	nuevo _____	i)	apremiados _____
d)	anterior_____	j)	exaltados _____
e)	precisa_____	k)	novedad _____
f)	detectar_____	l)	ilusiones _____

2. Para hablar

a) **En grupos: preparen un debate sobre la incidencia del SIDA en la sociedad, sus síntomas, manifestaciones y medidas preventivas.**

b) **Resuma oralmente toda la información que posee usted sobre el SIDA gracias a los medios de comunicación.**

c) **Diga el adjetivo apropiado en cada una de las siguientes frases:**

1. Disponemos del _____ equipo de cirujanos.
2. La experiencia de nuestros especialistas del hospital Clínico Universitario es muy _____ y está demostrada por quince años de docencia.
3. La informatización de las historias clínicas es totalmente _____, por lo tanto las respuestas serán absoluto secreto.
4. Contamos con la más _____ asistencia a domicilio.
5. Desde que se ha recuperado del accidente tiene un aspecto _____.

d) **Usted acaba de incorporarse al ambulatorio como A.T.S. suplente en la consulta de medicina interna. La Srta. Rubio que lleva seis años trabajando en el mismo, le disipará sus dudas.**

Por parejas, preparen la conversación:

PREGUNTAS
1. ¿Cuál es el horario de consulta?
2. ¿Cómo se llama el médico?
3. ¿Dónde está el archivo de las historias?
4. ¿Cuántos pacientes vienen cada día?
5. ¿En qué orden debo hacerlos pasar?
6. ¿En qué planta está la consulta de radiología?
7. ¿A qué hora termina el turno?
8. ¿Cuáles son los impresos para el laboratorio?

3. Para practicar

a) **Escriba el verbo que va entre paréntesis en el tiempo adecuado:**

1. El médico me _____ (decir) que si no sigo el tratamiento no me voy a curar.
2. Nos _____ (avisar) de que el médico hoy no pasa consulta.
3. Estas medicinas no _____ (servir) para tratar su enfermedad.
4. La auxiliar nos _____ (traer) la comida a la una en punto.
5. Desde que acabaron las obras, el laboratorio _____ (funcionar) a pleno rendimiento.

b) **Escriba los sinónimos de las siguientes palabras:**

1. información
2. mensaje
3. imposibilidad
4. enfermar
5. control

6. negligencia
7. oneroso
8. fallecer
9. contribuir
10. incremento

c) **Complete las frases siguientes con la locución más adecuada en cada caso (*por consiguiente, para, para que, porque, por lo tanto, puesto que*):**

1. Le ruego que me envíe las radiografías del paciente, Sr. Almodóvar, _____ estén en mi poder antes de realizar el informe clínico.
2. Me veo obligado a solicitar una aclaración _____ no estoy de acuerdo con el diagnóstico realizado por los colegas del servicio de medicina nuclear.
3. Con nuestro seguro médico usted tendrá plena cobertura _____ cualquier eventualidad médica.
4. Me han diagnosticado una bronquitis crónica _____ hoy mismo dejo de fumar.
5. Es imposible ocultarle por más tiempo que tiene una enfermedad muy grave _____ se lo voy a decir hoy mismo.
6. El Dr. Aguilar nos ha dicho que nos vayamos a vivir a la sierra _____ el niño tiene tuberculosis.

4. *Y para terminar*

a) **Relacione los titulares de prensa propuestos con las noticias que van a continuación.**

El mosquito acorralado
La malaria, un problema de los países pobres que interesó poco a los científicos

1

2

Nacen los primeros gemelos españoles de un óvulo donado

Mejor para cincuentonas

3

4

La válvulas humanas de corazón, una alternativa duradera y segura

5

Hormonas inyectadas en el cerebro pueden alterar conductas, según el Nobel Guillemin

6

La fuerza de la palabra

A

MILAGROS PÉREZ OLIVA, Barcelona Cada año se implantan en España más de 5.000 válvulas cardiacas, la mayoría de ellas artificiales. Éstas permiten una excelente calidad de vida y una larga supervivencia, pero entre sus inconvenientes está la necesidad de tratamiento farmacológico de por vida. Las llamadas válvulas biológicas, extraídas de corazones de cerdo y de ternera, se han revelado como una opción menos engorrosa para muchos enfermos. Sin embargo, la más segura y duradera es la del corazón humano. El problema es conseguirla.

B

No hay duda, la medida más eficaz para detectar precozmente el cáncer de mama sigue siendo la mamografía. Pero su efectividad, su costo-beneficio, no radica en hacerse a diestro y siniestro varias al año, ni querer someterse al mamógrafo desde la adolescencia. Lo mejor es comenzar a los 50 años.

C

El hospital de Parapléjicos de Toledo instala un sistema que permite mover aparatos con la voz

D

E

F

La administración de oxitocina provoca comportamientos amorosos

MILAGROS P. OLIVA, **Barcelona**

La administración de determinadas moléculas hormonales puede modificar conductas en cuestión de segundos. E incluso rejuvenecer músculos y huesos a partir de determinadas edades. La oxitocina, por ejemplo, que se utiliza en ginecología para desencadenar o acelerar el parto, inyectada en el cerebro es capaz de desencadenar intensos sentimientos maternos y pulsiones amorosas, según han demostrado recientes experimentos en animales. El científico norteamericano Roger Guillemin puso ayer en Lérida el ejemplo de la oxitocina para ilustrar sobre los sorprendentes hallazgos que se derivan de los descubrimientos científicos por los que obtuvo el Premio Nobel de Medicina en 1977.

MILAGROS P. OLIVA, **Barcelona**

Son gemelos, niño y niña, y nacieron el 20 de octubre. Y son los primeros bebés nacidos en España fruto de un óvulo de donante. La madre, una funcionaria de 35 años, sufría un problema de infertilidad que no le permitía ovular. Pero su aparato reproductor estaba en perfectas condiciones, de modo que, tras varios años de consultas a ginecólogos, fueron a parar al Cefer, el centro de fecundación asistida que creó el primer banco de donantes de óvulos en España. Otras cinco mujeres están embarazadas.

b) *De la relación de palabras con doble acentuación que le proponemos, indique cuál es la que usted prefiere:*

— alvéolo	— alveolo
— cónclave	— conclave
— omóplato	— omoplato
— dínamo	— dinamo
— gladíolo	— gladiolo
— ilíaco	— iliaco
— ósmosis	— osmosis
— reúma	— reuma
— período	— periodo

c) *El sufijo -osis sirve para formar nombres que denominan a las enfermedades crónicas. Forme palabras como en el ejemplo.*

Ej.: Neuro + osis: Neurosis.

PROFILAXIS. Conjunto de medidas cuya finalidad es preservar de enfermedades al individuo o a la sociedad.

La profilaxis puede ser:

- GENERAL   Actuaciones o medidas sobre la fuente de infección y el mecanismo de transmisión.

- ESPECÍFICA. Medidas sobre el sujeto sano y susceptible de enfermar.

- Medidas que se toman sobre la fuente de infección.
1. Diagnóstico y tratamiento precoz.

2. Encuesta epidemiológica. Sirve para averiguar todos los datos relacionados con el paciente (vacunas recibidas, enfermedades padecidas, alimentos sospechosos ingeridos, contacto con otros enfermos, etc.).

3. Declaración obligatoria a las autoridades sanitarias. Existen tres enfermedades de declaración obligatoria internacional, reguladas por la OMS (el cólera, la peste y la fiebre amarilla).

4. Aislamiento, vigilancia y cuarentena. El aislamiento puede ser hospitalario o en el propio domicilio del paciente. La cuarentena es el período de aislamiento que se aplica a personas que han estado expuestas al posible contagio.

5. Desinfección y desparasitación.

6. Educación sanitaria: dirigida al enfermo y a su familia sobre las medidas que se deben tomar para evitar la aparición de las enfermedades.

- Medidas que se toman sobre el mecanismo de transmisión.
  1. Saneamiento:
     — General. Se lleva a cabo por parte de las autoridades sanitarias, incluye medidas como el control de la potabilización de las aguas, la eliminación y tratamiento de basuras y aguas residuales, higiene de los alimentos, etc.
     — Específico. Desinfección, desinsectación y desratización.

- Medidas que se toman sobre el hombre sano y susceptible de enfermar.

  1. Inmunización:
     — Activa, por medio de vacunaciones.
     — Pasiva, por medio de seroprofilaxis.

  2. Educación sanitaria:
     Consiste en fomentar hábitos higiénicos y correctos en las personas, alimentación equilibrada, vida sana, higiene personal, etc.

1. Para leer y comprender

a) Elija la solución que corresponda entre las tres propuestas:

1. Profilaxis es el conjunto de medios para:
   a) preservar al individuo de enfermedades
   b) mejorar la estética del individuo
   c) el tratamiento de la piel

2. La profilaxis general actúa sobre:
   a) el hombre sano
   b) la educación para la higiene
   c) la fuente de infección

3. La cuarentena es una medida que se aplica sobre:
   a) el mecanismo de transmisión
   b) la fuente de infección
   c) el hombre susceptible

4. Declaración obligatoria significa que hay que informar a las autoridades sanitarias de la existencia de:
   a) algunas enfermedades transmisibles
   b) casos de enfermos psicóticos
   c) plagas de ratones

5. Las enfermedades de las que hay que informar a la OMS son:
   a) cólera, tuberculosis y viruela
   b) viruela, paperas y sarampión
   c) fiebre amarilla, peste y cólera

6. La potabilización de las aguas es una forma de saneamiento general que actúa sobre:
   a) el mecanismo de transmisión
   b) la fuente de infección
   c) el hombre susceptible

b) Busque en el diccionario el significado de las palabras siguientes:

— aislamiento
— cuarentena
— desparasitación
— potabilización
— saneamiento

— desinsectación
— inmunización
— desratización
— higiene
— profilaxis

c) ¿Sobre qué eslabón de la cadena epidemiológica actúan las siguientes medidas?:

— fomento de la higiene _____
— encuesta epidemiológica _____
— eliminación de basuras _____
— desparasitación _____

— inmunización pasiva _____

— tratamiento de aguas residuales _____

— saneamiento específico _____

— diagnóstico precoz _____

2. Para hablar

a) **Por parejas: hagan la encuesta epidemiológica de alguna enfermedad transmisible (el cólera, la difteria, etc.):**

b) **Preparen un debate, en grupos, sobre la educación sanitaria necesaria para prevenir enfermedades transmisibles.**

c) *Coloque en el lugar adecuado los términos que faltan en el artículo de prensa:*

viruela
enfermedades
muestras
erradicada
genético
científicos
virus
salud
expertos
investigaciones
destrucción
autoclaves
laboratorios

CIENCIA

Los investigadores aplazan la «ejecución» del virus de la viruela

L. ALTMAN (NYT), **Nueva York.** El virus de la _____, uno de los mayores asesinos de la historia, no será *ejecutado* esta semana, tal y como estaba previsto. A favor de aplazar su destrucción han intervenido muchos _____ que defienden la oportunidad de continuar las _____ para adquirir nuevos conocimientos tanto sobre la viruela como sobre otras _____. Sería la primera especie deliberadamente destruida por el hombre.

Estados Unidos y Rusia, que conservan con fines científicos las últimas _____ conocidas del _____ de la viruela, habían planeado eliminarlas simultáneamente en la víspera de Año Nuevo. La _____ fue anunciada hace tres años por la Organización Mundial de la Salud (OMS), pero EE.UU. y Rusia han decidido ahora suspender la *ejecución* mientras se debate hasta el último momento la conveniencia de dar tal paso irreversible.

La viruela se declaró _____ en 1980, considerándose un gran triunfo de la _____ pública, puesto que es la única enfermedad que ha sido por el momento totalmente eliminada. Las últimas muestras del virus, que se destruirán calentándolas en _____, se mantienen congeladas en nitrógeno líquido en dos laboratorios fuertemente protegidos en Atlanta y Moscú.

Los investigadores han estado estudiando la estructura básica del virus de la viruela y haciendo su mapa _____. Para revisar los avances y estudiar si se debe seguir investigando sobre la viruela, se celebrará una reunión de _____ de la OMS en Ginebra el mes próximo. Los responsables de Salud habían planeado eliminar el virus para reducir los riesgos de su conservación y evitar, por ejemplo, que accidentalmente salga de los _____ o incluso que sea robado con fines terroristas.

Muchos científicos han señalado que aún quedan muchos aspectos desconocidos del virus. Por ejemplo, no se sabe por qué infecta a los seres humanos y es capaz de matar al 40% de los afectados.

(EL PAÍS, 28-XII-93)

3. Para practicar

a) Escriba una frase con cada uno de los adjetivos siguientes:

— saneado _____
— potable _____
— contagioso _____
— declarada _____
— infectado _____
— extendida _____
— contemporánea _____
— inmunizado _____
— diferente _____
— transitoria _____

b) Escriba el plural de las palabras que van a continuación:

a) suero _____
b) desinfectante _____
c) encuesta _____
d) bíceps _____
e) análisis _____
f) rojez _____
g) amabilidad _____
h) declaración _____
i) tensión _____
j) sarampión _____

c) Construya frases con los adverbios (cuándo, cuán, cuánto, cómo, dónde) con matiz interrogativo, enfático o admirativo, y recuerde que cuando se usan con este sentido llevan acento:

1. ¿Desde _____ dice usted que tiene dolores en la espalda?
2. Sería usted tan amable de decirme ¿_____ se encuentra la unidad de quemados?
3. Ya me he enterado de que cambiaste de trabajo en el hospital y de que en éste tienes más responsabilidad, pero ¿_____ ganas ahora?
4. ¿_____ se encuentra hoy el enfermo?
5. Doctor, ¿_____ miligramos de «Britapén» hay que darle al paciente y cada _____ horas?
6. No me importa _____ ni _____ le van a poner el tratamiento, sólo quiero que se cure pronto.
7. ¡_____ tarda hoy el médico! llevamos 45 minutos esperando para entrar a la consulta.

4. Y para terminar

Grave brote de cólera en El Salvador

EFE, **San Salvador / Ginebra.** Veinticuatro salvadoreños han muerto y casi 2.500 han resultado contagiados por el cólera en los últimos 12 días. Es el brote más grave de la enfermedad desde que apareció en el país en 1991, según el Ministerio de Salud. El total de víctimas mortales es de 112, y la mayor parte de ellas se ha registrado en San Salvador, donde los hospitales están atestados. Las autoridades atribuyen este nuevo brote a la compra de alimentos en la calle sin control sanitario, durante y después de las festividades de Navidad y Año Nuevo.

La Organización Mundial de la Salud (OMS) informó ayer de todos los casos de cólera registrados en el mundo durante 1993 que ascienden a 296.206. En este período se han notificado 5.220 por esta enfermedad. El continente americano es el más afectado por el cólera, con 168.575 casos y 1.930 muertes. Perú figura a la cabeza con 63.236 casos y 517 muertes, seguido de Brasil con 42.961 enfermos y 470 fallecidos.

Tras América Latina, el continente asiático fue el más castigado por esta enfermedad el año pasado, con 64.599 nuevos casos, de los cuales 37.046 se localizaron en Afganistán, India notificó 9.162, Paquistán 8.320 y China 4.449. En África se registraron un total de 62.964 casos de enfermedad y 2.067 muertes. Europa notificó 66 nuevos enfermos, de los que 22 correspondieron a la Federación Rusa.

(EL PAÍS, 8-1-94)

a) *Con ayuda del diccionario busque palabras del texto que puedan ser sustituidas por las siguientes:*

— fallecido _____
— peligroso _____
— llenos _____
— anunció _____
— se encontraron _____
— contaminados _____
— surgió _____
— adquisición _____
— comunicado _____
— recientes _____

b) *Responda a las siguientes cuestiones:*

1. ¿Dónde se han registrado la mayor parte de los casos de cólera de El Salvador?
2. ¿A qué atribuyen las autoridades este nuevo brote?
3. ¿Cuántos casos de cólera ha habido en el mundo en 1993 según la OMS?
4. ¿Qué continente es el más afectado por el cólera?
5. ¿Qué país figura a la cabeza de los casos de cólera?
6. ¿Cuántos enfermos de cólera hubo en Europa durante el año 1993?

c) *En grupos: hagan un resumen sobre la epidemiología del cólera.*

Instituciones abiertas

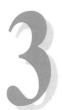

INSALUD

PARTE DE CONSULTA Y HOSPITALIZACION

DEL DR. GÓMEZ

A O.R.L.

ENFERMO
Nombre y apellidos JUAN LÓPEZ SANTOS

Domicilio: Calle o Plaza y n.º C/ AGUILAS Nº 23 -1º Parentesco

Nombre y apellidos del titular Localidad
JUAN LÓPEZ SANTOS - MADRID -

DATOS MEDICOS
(1) DISMINUCIÓN AGUDEZA AUDITIVA

Tratamiento a que ha estado sometido:
Diagnóstico: probable/cierto MIGRAÑAS

☐ PROCEDE
☐ ACOMPAÑANTE

EL INSPECTOR,

(1) Datos fundamentales de exploración clínica que motivan el envío

SERVICIO:
En consultorio ☒ Domicilio paciente ☐
Urgente ☐ Ordinario ☐
Ambulancia ☐ Taxi ☐ Colectivo ☐

Fecha de la baja

Fecha del último parte conf.

N.º afiliación a la S. S.
28/ 3467930

comenzó el día ___/___/___

Fecha y firma, 23·XI·93

P. 10 (4.ª)

Enfermo llamado Juan López de 47 años y siderúrgico de profesión, que va a la consulta de su médico de cabecera. (Dr. Gómez.)

Doctor.   Buenos días señor López. ¿A qué se debe su visita?

Sr. López.   Buenos días Doctor. Verá, me duele bastante la cabeza.

Doctor.	¿Cuánto tiempo hace que le duele?
Sr. López.	Desde hace tres meses.
Doctor.	¿Qué parte de la cabeza le duele?
Sr. López.	Me duele la parte de los ojos y la frente.
Doctor.	¿Cómo es el dolor?
Sr. López.	Como si la cabeza me latiera muy fuerte.
Doctor.	¿Y le duele en algún momento del día en particular?
Sr. López.	Sobre todo por la mañana, antes de comer.
Doctor.	¿Ha notado mejoría con algún remedio?
Sr. López.	Sí, si me acuesto un rato en la cama, con la habitación a oscuras, me alivia un poco.
Doctor.	Además del dolor de cabeza, ¿ha notado algo en la vista o en el oído?
Sr. López.	Sí, mi mujer dice que me estoy quedando sordo.
Doctor.	¿Se ha dado algún golpe o ha tenido algún accidente?
Sr. López.	No, no recuerdo haberme dado ningún golpe.
Doctor.	Bueno, primero le voy a recetar un analgésico y además le voy a dar un volante para ir al otorrino. Cuando el otorrino le haya hecho el examen vuelva usted a verme.

15 días más tarde...

Doctor.	Buenos días señor López.
Sr. López.	Buenos días. Aquí traigo el informe del otorrino. Tenga.
Doctor.	Bueno, el informe del otorrino dice que sólo tiene tapones de cera, ¿se los ha quitado?
Sr. López.	Sí, me los quitó y ahora oigo mucho mejor.
Doctor.	¿Ha notado mejoría con el analgésico?
Sr. López.	Pues la verdad es que no, me sigue aliviando más acostarme a oscuras un rato.
Doctor.	Creo que tiene usted una jaqueca, lo voy a mandar al hospital para que le hagan un estudio más completo.

1. *Para leer y comprender*

a) **Haga un resumen (lo más esquemático posible) de la situación propuesta en el diálogo.**

b) **Conteste a las siguientes preguntas:**

1. ¿Qué tipo de dolor siente el Sr. López?
2. ¿Dónde le duele?
3. ¿Cuánto tiempo hace que le duele?
4. Además del dolor, ¿qué otro trastorno tiene el Sr. López?
5. ¿Qué le receta el médico?
6. ¿Qué dice el otorrino en su informe?
7. ¿Qué remedio pone el Sr. López a su mal?

c) **Confirme o niegue las siguientes afirmaciones:**

	SI	NO
1. El Sr. López ha ido a la consulta del pediatra de cabecera.......		
2. El Sr. López ha ido a la consulta del neurólogo.......................		
3. El Sr. López ha ido a la consulta del médico de cabecera		
4. El Sr. López tiene un fuerte dolor de muñeca...........................		
5. El Sr. López tiene dolor de cabeza		
6. El Sr. López tiene un problema de vista		
7. El Dr. Gómez receta unas gafas al Sr. López		
8. El Dr. Gómez receta un analgésico al Sr. López......................		
9. El Dr. Gómez manda al Sr. López al otorrino..........................		

d) **Con ayuda del diccionario defina los siguientes términos, como en el ejemplo:**

Ej.:   El dolor de cabeza recibe el nombre de... jaqueca.

— analgésico
— otorrinola-
   ringólogo
— accidente
— otalgia
— latido
— sordera
— cefalea
— frontal

e) **Una vez leído el texto anterior explique el significado de los siguientes términos:**

— contener el gasto sanitario
— el ámbito de protección
— desigualdades
— prestaciones y servicios
— eficacia clínica
— utilidad social marginal
— trasplante de corazón

Sanidad limitará los tratamientos del Seguro
El ministerio ultima un catálogo de prestaciones para su financiación selectiva

LUCÍA ARCOS, **Madrid**

En noviembre estará listo el catálogo de todos los servicios y prestaciones actuales de la sanidad pública con sus precios correspondientes. Se trata de un primer instrumento para establecer un sistema de financiación selectiva de tratamientos, igual que el recientemente decretado para las medicinas. Según dijo ayer el subsecretario de Sanidad, José Conde, los criterios para la inclusión o exclusión de una terapia serán: «Eficacia clínicamente probada, relevancia individual y social y carácter auténticamente sanitario». La fecundación asistida y el aborto podrían salir del sistema.

La voluntad de contener urgentemente el gasto sanitario hizo que ayer todo el protagonismo del Consejo Interterritorial de Salud fuera para el proyecto de «definir y delimitar el ámbito de protección» del Sistema Nacional de Salud. En la práctica es conocer el número y características de los servicios que ofrece la sanidad pública y decidir qué se paga y qué no.

«La indefinición actual ha dado lugar a desigualdades. Ha permitido en algún caso la inclusión de prestaciones de eficacia clínica no probada o utilidad social marginal, así como de otras que no tienen carácter sanitario», justificó Conde.

En la actualidad la sanidad pública cubre todos los tratamientos posibles con los últimos avances de la medicina: desde un trasplante de corazón, hasta una operación de juanetes. Esta última intervención cuesta unas 100.000 pesetas y en mayo de 1992 había acumulado una lista de espera sólo en Madrid de 426 personas.

(EL PAÍS, 25-IX-93)

Sala de urgencias del Hospital Gregorio Marañón de Madrid.

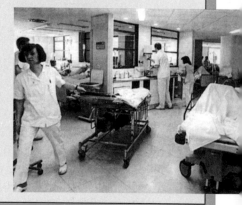

2. *Para hablar*

a) **Por parejas: formulen las preguntas y respondan utilizando el comparativo, como en el ejemplo:**

Ej.: P.- ¿Le duele la cabeza más que ayer?
R.- No, no me duele tanto como ayer, me duele menos.

1. ¿Va al médico con la misma frecuencia que el año pasado?
2. ¿Sigue yendo a la revisión cardiovascular tantas veces como iba hace dos años?
3. El consultorio de la Seguridad Social, ¿está tan cerca de su casa como de la oficina?
4. ¿Le sigue doliendo tanto el esguince desde que va a la rehabilitación?
5. ¿Tiene la misma afonía desde que le quitaron los pólipos de las cuerdas vocales?

b) **Por parejas: preparen un diálogo explicando al médico de cabecera que tienen gripe. (Teniendo en cuenta que hay preguntas obligadas: ¿qué le pasa?, ¿desde cuándo?, ¿a qué lo atribuye?, ¿nota mejoría con algún remedio?)**

c) **En grupos de cuatro personas: dos defienden el audífono del anuncio y las otras dos lo rebaten.**

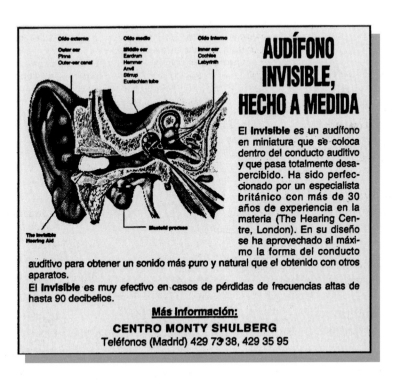

d) **Por grupos, comenten los criterios del Ministerio de Sanidad para la inclusión o exclusión de una terapia en el Seguro.**

3. *Para practicar*

a) Establezca una relación entre las expresiones de la columna A y las de la columna B. Tenga cuidado, algunas tienen más de una y otras ninguna.

A

1) médico de cabecera
2) otorrinolaringólogo
3) oftalmólogo
4) odontoestomatólogo
5) alergólogo
6) comadrona
7) oncólogo
8) pediatra
9) nefrólogo

B

a) miopía
b) conjuntivitis
c) caries
d) otitis
e) sarampión
f) gripe
g) asma
h) sordera
i) varicela

b) Complete las siguientes frases con las preposiciones que faltan:

1. Tomo analgésicos _____ quitarme el dolor ____ cabeza.
2. No fui ___ la consulta del alergólogo ____ que tuve un fuerte ataque ____ asma.
3. El nefrólogo me ha recomendado que beba tres litros ____ agua al día _____ curarme la cistitis.
4. Estuve ____ la consulta del oftalmólogo _____ graduarme la vista.
5. No conseguí dormirme ____ que tomé un vaso ____ leche.
6. Voy ____ nadar todos los días _____ corregir mi escoliosis.
7. Hago mi régimen ____comidas muy severo ____ poca sal porque soy hipertenso.
8. El médico ___ cabecera me ha dado un volante _____ la consulta ___ neurólogo.

c) Escriba la forma del plural y el artículo correspondiente:

a) dolor _____
b) tapón _____
c) consulta _____
d) prueba _____
e) enfermera_____
f) insomnio_____

g) analgésico _____
h) régimen _____
i) graduación _____
j) doctor _____
k) hospital _____
l) digestión _____

d) Complete las siguientes frases con la forma correcta de los verbos ser/estar:

1. La enfermera no _____ en su despacho.
2. El tratamiento de antibióticos que me dieron para la bronquitis _____ muy fuerte.
3. Mis muelas _____ cariadas casi todas.
4. Los medicamentos que _____ tomando me quitan el hambre.
5. El urólogo _____ el médico del aparato urinario.
6. Me han dado de alta porque ya _____ curado.
7. El cirujano que me va a operar _____ el mejor de Madrid.

4. Y para terminar

a) **Redacten una nota explicando al otorrino el motivo por el que mandan a un enfermo a su consulta.**

b) **Redacten una carta agradeciendo al otorrino que haya atendido enseguida al Sr. López.**

c) **Imagínese que quiere cambiar de médico de cabecera porque el que tiene actualmente falta mucho a la consulta, explíqueselo a la señorita del consultorio o centro de salud.**

d) **Complete el diálogo con los pronombres personales que faltan:**

Doctor. Buenas tardes, ¿qué _____ pasa?
Enfermo. Verá, _____ duele mucho una mano.
Doctor. ¿Cuánto tiempo hace que _____ duele?
Enfermo. No _____ sé con exactitud, creo que hace tres días.
Doctor. ¿Se ha dado _____ algún golpe?
Enfermo. Sí, _____ caí por la escalera.
Doctor. Bueno, _____ voy a hacer una radiografía y si la muñeca está rota se _____ voy a escayolar.

B CONSULTA DEL PEDIATRA DE CABECERA

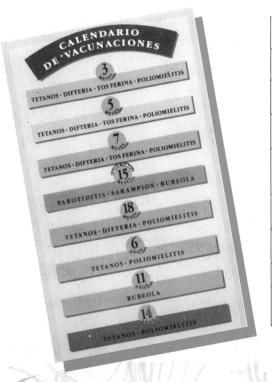

EDAD	VACUNA	VÍA
* 3 meses	D.T.T. Polio	intramuscular oral
* 5 meses	D.T.T. Polio	intramuscular oral
* 7 meses	D.T.T. Polio	intramuscular oral
* 15 meses	Parotiditis Sarampión Rubeola	subcutánea subcutánea subcutánea
* 18 meses	Difteria-Tétanos Polio	intramuscular oral
* 6 años	Tétanos Polio	intramuscular oral
* 11 años	Rubeola	subcutánea
* 14 años	Tétanos Polio	intramuscular oral

1. Para leer y comprender

a) Responda verdadero o falso:

	V	F
1. La vacuna D.T.T. se administra por vía oral		
2. La vía de administración para la vacuna antipoliomielitis es la oral		
3. D.T.T. significa: difteria, tétanos, tos ferina		
4. La vacuna contra el sarampión se administra por vía oral		
5. La vaunación tiene como finalidad la inmunización contra enfermedades infecciosas		
6. La vacuna contra la rubeola se pone a los 10 años, tanto a niños como a niñas		

b) Explique el significado de los siguientes términos:

— inmunización activa _____

— inmunización pasiva _____

— calendario de vacunaciones _____

— poliomielitis _____

— vacuna _____

— difteria _____

— tos ferina _____

— gérmenes vivos _____

c) Relacione las abreviaturas de la columna A con el desarrollo de las mismas de la columna B:

A

a) s.c.
b) i.d.
c) i.m.
d) o.
e) e.

B

1) escarificación
2) oral
3) subcutánea
4) intradérmica
5) intramuscular

2. Para hablar

a) Por parejas: comenten la importancia que tiene el calendario de vacunaciones o la maravilla que es vacunar a los niños para evitar enfermedades infecciosas graves y sus secuelas.

b) En grupos, representen en forma de diálogo la siguiente situación: una madre está angustiada porque a su hijo le han puesto el día anterior la vacuna antitetánica y le ha dado reacción (hipertermia).

c) **Usted lleva a su hijo de 12 años a la consulta del pediatra; para hacer la historia clínica el médico le pregunta cuántas vacunas le han puesto a su hijo y cuándo. Por parejas, representen el diálogo.**

3. *Para practicar*

a) **Complete las frases siguientes con las preposiciones que faltan:**

1. Llevo ____ mi hijo Luis ____ pediatra _____ que lo vacunen _____ la viruela.
2. Hoy me quedo _____ casa _____ mi padre enfermo.
3. El Dr. Aguilera trabaja ____ el consultorio de la avenida del Valle nº 47.
4. _____ ir al ambulatorio tengo que salir ____ casa ____ las seis.
5. Todos los días voy _____ mi hermano ____ trabajar.

b) **Separe las sílabas de las palabras siguientes:**

— antipoliomielítica _____
— antitetánica _____
— inmunización _____
— consultorio _____
— ambulatorio _____
— pediatría _____
— vacunación _____
— inoculación _____
— seroterapia _____
— sulfonamida _____

c) **Sustituya los verbos en infinitivo por la segunda persona del imperativo:**

1. _____ (evitar) las corrientes de aire porque se puede acatarrar.
2. No _____ (olvidar) leer atentamente el prospecto de las medicinas antes de tomarlas.
3. _____ (exigir) que le informen exhaustivamente sobre la forma de seguir el tratamiento.
4. _____ (procurar) llevar una vida sana y ordenada.
5. No _____ (descuidar) el cepillado meticuloso de los dientes después de cada comida.
6. _____ (ser) moderado en la ingestión de alcohol para evitar problemas hepáticos.
7. _____ (confiar) en los consejos de su médico en todo lo relativo a la higiene en la alimentación.

d) *Escoja entre los adjetivos siguientes aquellos que son más adecuados para definir a un profesional de la medicina:*

— guapo	— responsable	— irritable
— habilidoso	— dormilón	— trabajador
— incompetente	— aseado	— amable
— vocacional	— irresponsable	— justo
— avaro	— especialista	— juicioso
— seductor	— discreto	— estudioso
— ordenado	— autoritario	— humano
— competente	— amoral	— sano

4. Y para terminar

a) *Redacte una carta contestando al anuncio.*

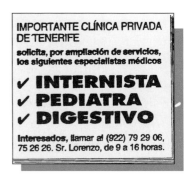

b) *Usted tiene el título de Licenciado en Medicina por la Universidad de Valladolid y ha hecho la especialidad de Pediatría en la Universidad de Las Palmas de Gran Canaria y tiene, además, tres años de experiencia, redacte un* currículum *contestando al anuncio.*

c) *Redacte una carta en la que comunique a los Servicios de Salud el comienzo de la campaña de vacunación de primavera.*

d) *Prepare la entrevista correspondiente a la selección del anuncio anterior.*

C   BAJA POR ENFERMEDAD

¿CÓMO SE DESARROLLAN LOS PROCESOS DE BAJA POR ENFERMEDAD?

Junto a las funciones de asistencia sanitaria, el INSALUD, tiene atribuida la emisión de informes sobre la valoración de la incapacidad para el trabajo, que es uno de los requisitos para que pueda causarse derecho a las prestaciones económicas del Sistema de Seguridad Social por incapacidad laboral transitoria e invalidez.

Si bien el INSALUD es el responsable de la valoración y propuesta de la incapacidad, el reconocimiento definitivo y el pago de las prestaciones económicas son competencia del Instituto Nacional de al Seguridad Social (INSS).

Incapacidad Laboral Transitoria (ILT)

Es la situación en que se encuentra el trabajador que, por causa de enfermedad común o profesional, maternidad o accidente sea o no laboral, está imposibilitado con carácter temporal para el trabajo, y precisa asistencia sanitaria. Mientras persista esta situación de incapacidad para el trabajo, si el trabajador además cumple otra serie de requistos, puede causar derecho a una prestación económica sustitutiva del salario, que es el subsidio por ILT. El trabajador puede permanecer en situación de ILT durante 12 meses, prorrogables por otros 6 si se prevé que en ellos se producirá su restablecimiento. Son los Médicos de la Seguridad Social (del INSALUD), los responsables de declarar el inicio y el fin de esta situación de incapacidad temporal para el trabajo; este trámite lo efectúan a través de los partes médicos de baja, confirmación y alta, que entregan al trabajador en el momento en que éste recibe la asistencia médica.

Invalidez provisional

La invalidez provisional es la situación en que se encuentra el trabajador que habiendo agotado el período máximo de duración de la Incapacidad Laboral Transitoria requiere la continuación de la asistencia sanitaria y sigue imposibilitado para el trabajo, siempre que la invalidez no se prevea definitiva. Tiene una duración máxima de seis años, a contar desde la fecha en que se declaró la ILT.

Invalidez permanente

Esta situación se produce cuando un trabajador, después de haber estado sometido al tratamiento prescrito, presenta reducciones anatómicas o funcionales graves, susceptibles de determinación objetiva y previsiblemente definitivas, que anulen o disminuyan su capacidad laboral.
Tlene los siguientes grados:

• **Parcial para la profesión habitual:** Es aquella incapacidad que ocasiona al trabajador una disminución de al menos un 33% de su rendimiento habitual, pero que no le impide la realización de las tareas habituales de su profesión.

• **Total para la profesión habitual:** Este grado de incapacidad se presenta cuando el trabajador queda inhabilitado totalmente para la realización de las tareas fundamentales de su profesión, pero conserva aptitudes para dedicarse a otras diferentes.

• **Absoluta:** Inhabilita por completo al trabajador para toda profesión u oficio.

• **Gran invalidez:** Es aquella incapacidad que hace necesario para el trabajador la asistencia de otra persona para realizar los actos más elementales de vida: vestirse, comer, desplazarse...

1. *Para leer y comprender*

a) *Escoja la solución que corresponda entre las tres propuestas:*

1. I.L.T. significa:
   a) Institución Laboral de los Trabajadores.
   b) Incapacidad Laboral Transitoria.
   c) Instituto para la libertad de los trabajadores.

2. Una de las funciones del INSALUD es:
   a) Emitir informes sólo en caso de maternidad.
   b) Emitir informes para los jubilados.
   c) Emitir informes en caso de incapacidad para el trabajo.

3. Los partes de baja sirven para:
   a) Tramitar la Incapacidad Laboral Transitoria.
   b) Tramitar la jubilación del trabajador.
   c) Tramitar la vuelta al trabajo.

4. La duración de la Incapacidad Laboral Transitoria es:
   a) De 12 meses prorrogables por otros 6.
   b) De 6 meses prorrogables por otros 8.
   c) De 12 meses prorrogables por otros 4.

5. La invalidez provisional significa que el trabajador:
   a) Se tiene que jubilar.
   b) Después de la I.L.T. sigue enfermo.
   c) No puede volver al trabajo nunca.

6. Cuando el trabajador tiene deficiencias anatómicas graves, se dice que:
   a) Tiene invalidez provisional.
   b) Tiene invalidez permanente.
   c) Tiene invalidez laboral transitoria.

7. Cuando el trabajador está de baja por I.L.T., la prestación económica corre a cargo de:
   a) El INSERSO.
   b) El INSALUD.
   c) El INSS.

8. La duración de la invalidez provisional es de :
   a) 6 años prorrogables por 12 meses.
   b) 6 años.
   c) 5 años prorrogables por 6 meses.

b) *Explique la diferencia entre:*

— Enfermedad común y enfermedad laboral. _____
— Accidente de trabajo y accidente no laboral. _____
— Parte de baja y parte de confirmación. _____

c)   **Busque con la ayuda del diccionario los antónimos de las palabras siguientes:**

    a)   incapacidad _____
    b)   enfermedad _____
    c)   grave _____
    d)   prorrogable _____
    e)   responsable _____
    f)   trabajador _____

2.   *Para hablar*

a)   **Por parejas: comenten las enfermedades comunes más frecuentes que pueden ser causa de I.L.T.**

b)   **En grupos pequeños, preparen un diálogo para pedir la baja a causa de una gastroenteritis.**

c)   **En grupos, comenten las enfermedades laborales relacionadas con su profesión.**

3.   *Para practicar*

a)   **Partiendo de los términos que se facilitan, redacte frases como la del ejemplo:**

Ej.: Enfermedad: Es la alteración de la salud.

— médico	— oncología
— consultorio	— hospital
— INSALUD	— pediatría
— geriatría	— neurólogo

b)   **Busque en la columna 1 las frases que signifiquen lo mismo que las de la columna 2:**

1

1. Acoger al paciente y familiares.
2. Mantener contacto con el enfermo.
3. Conocer las prestaciones del INSALUD.
4. Canalizar las posibles reclamaciones referentes a los servicios del hospital.
5. Velar por el cumplimiento de las normas dictadas por la dirección.
6. Analizar los datos e informaciones obtenidas.

2

a) Encauzar las quejas sobre las prestaciones recibidas en el hospital.
b) Vigilar la obediencia a los preceptos que impone la dirección.
c) Orientar al enfermo y a su familia.
d) Contactar con el paciente.
e) Saber qué servicios presta el INSALUD.
f) Realizar un estudio sobre los logros e informaciones.

c) **Escriba palabras de la misma familia que las siguientes:**

1. enfermo
2. médico
3. parálisis
4. tétanos
5. incapaz
6. hospital
7. amputar
8. rabia

d) **Complete las frases siguientes:**

1. De todas formas_____
2. Por cierto_____
3. En cualquier circunstancia_____
4. A propósito_____
5. ¿Te das cuenta_____?
6. Menos mal_____
7. A menudo_____
8. ¿No has notado_____?
9. Es posible_____
10. Lo peor es_____

4. Y para terminar

a) **Resuma las condiciones óptimas de trabajo en un consultorio del INSALUD (como: médicos, número de enfermos, instalaciones, etc.).**

b) **De entre los siguientes términos seleccione los que sirven para denominar los objetos que hay en la consulta del médico de cabecera:**

— mesa
— bolígrafo
— depresor de lengua
— fonendoscopio
— cama
— sábana
— silla
— riñonera
— biombo
— lavadora
— tensímetro
— termómetro
— fax
— silla de ruedas
— jeringuillas
— frasco de antibióticos
— bandeja con ruedas
— cepillo de dientes
— guantes desechables
— calendario

c) **Con la ayuda del diccionario, busque el adjetivo más adecuado para cada uno de los términos seleccionados.**

4

Instituciones cerradas: El hospital

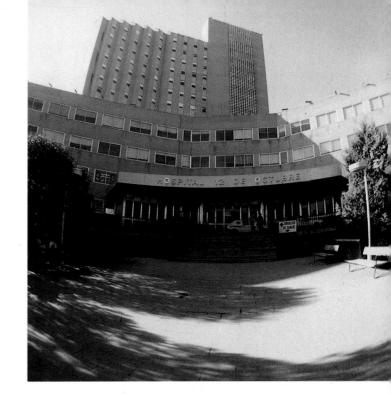

A ## ORGANIZACIÓN DEL HOSPITAL

**ESTRUCTURA
Y ÓRGANOS DE DIRECCIÓN
DEL HOSPITAL**

GERENCIA

DIRECTOR GERENTE

SUBDIRECTOR GERENTE

- Atención al paciente.
- Control de gestión.
- Informática.
- Asesoría jurídica.
- Admisión, recepción e información.
- Política de personal.
- Análisis y planificación.

DIVISIÓN MÉDICA	DIVISIÓN DE ENFERMERÍA	DIVISIÓN DE GESTIÓN Y SERVICIOS GENERALES
DIRECTOR MÉDICO	DIRECTOR DE ENFERMERÍA	DIR. DE GESTIÓN Y SERV. GENERALES
SUBDIRECTOR MÉDICO	SUBDIRECTOR DE ENFERMERÍA	SUBDIR. DE GESTIÓN Y SERV. GENERALES

División Médica:
- Medicina.
- Cirugía.
- Ginecología y Obstetrica.
- Pediatría.
- Servicios centrales.
- Documentación y archivo clínico.
- Hospitalización de día.
- Hospitalización a domicilio.

División de Enfermería:
- Salas de hospitalización.
- Quirófanos.
- Unidades especiales.
- Consultas externas.
- Urgencias.

División de Gestión y Servicios Generales:
- Gestión económica, presupuestaria y financiera.
- Gestión administrativa en general y política de personal.
- Suministros.
- Hostelería.
- Orden interno y seguridad.
- Obras y mantenimiento.

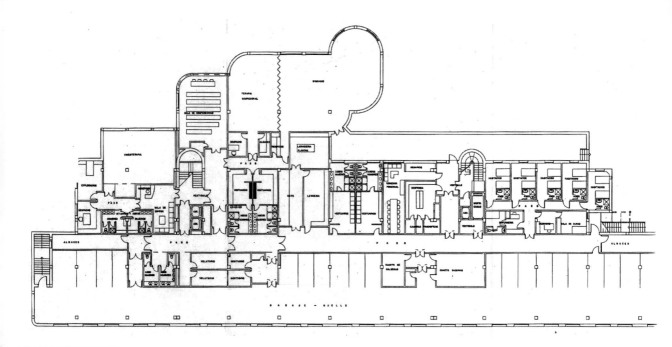

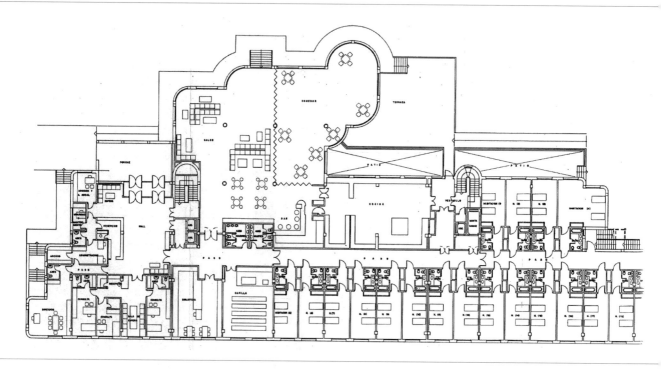

Los hospitales están abiertos a toda la población

Los HOSPITALES DEL INSALUD están abiertos a todos los enfermos, cualquiera que sea la causa por la que ingresen (enfermedad, accidente de tráfico, accidente de trabajo, etc.) y sin tener en cuenta si está acogido a Seguridad Social o no. Después de que el ciudadano reciba todo el tratamiento necesario para su total curación y rehabilitación, la Administración del Hospital se encarga de pasar el cargo a la Entidad a la que corresponda abonar los gastos, o al propio usuario, según los casos.

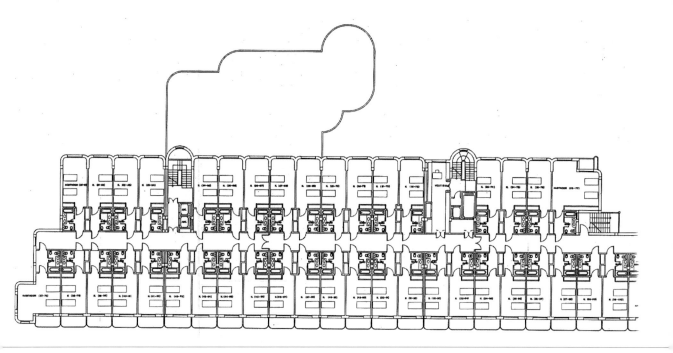

Hospitales

En las ocasiones en que el Especialista considere que en el Ambulatorio no existen suficientes medios de diagnóstico o tratamiento para su enfermedad, lo enviará al Hospital.
La asistencia que se presta en un Hospital puede adoptar las siguientes modalidades.

• **Consultas externas.** En ellas se presta asistencia especializada, pero sin que ésta suponga el internamiento en el Hospital.

• **Internamiento.**

• **Servicio de Urgencia.**

El médico efectuará una Propuesta de Consulta Externa, que el Área Sanitaria hará llegar al Hospital que corresponde. A través del Servicio de Admisión a usted se le citará para un día y hora determinado. Este Servicio es el encargado de coordinación y programación de las consultas externas. Si en su caso se ha determinado el ingreso en el Hospital, de igual manera le comunicará la hora y el día de ingreso.
Al Servicio de Urgencia podrá acceder directamente, en casos de extrema necesidad.
Si el Hospital de su localidad o el que le corresponde, carece de algunos medios de diagnóstico o tratamiento necesarios para usted, lo enviará a otro Hospital, o Centro Nacional, si es necesario.
El Hospital de su localidad tiene tanta calidad asistencial y medios como el situado en la capital de su provincia para las enfermedades más frecuentes. La diferencia entre ambos es que este último posee medios y especialistas para atender enfermedades no habituales o más complejas.
El Hospital de su localidad, al ser el primer escalón asistencial hospitalario, tiene una especialización geográfica que le permite conocer mejor las enfermedades de la zona. Así, se encuentra inmejorablemente preparado para intervenciones quirúrgicas en úlceras, cálculos, fracturas, etc. Su menor tamaño también favorece la relación médico enfermo.

1. *Para leer y comprender*

a) *Responda a las siguientes preguntas:*

a) ¿Dónde se presta la asistencia especializada a los enfermos que no ingresan en el hospital? _____

b) ¿Quién es el máximo responsable de la dirección del hospital? _____

c) ¿A qué división pertenece el servicio de pediatría? _____

d) ¿Cuándo se puede acceder directamente al servicio de urgencias? _____
_____

e) ¿Cuáles son los órganos de dirección que están por debajo de la gerencia?_____
_____

f) ¿Es competencia del director médico la organización de las consultas externas?
_____

g) ¿Para quién están abiertos todos los hospitales? _____

h) El accidente de trabajo, ¿es causa suficiente para ingresar en un hospital? _____
_____

b) *De acuerdo con el organigrama del hospital relacione las funciones de la columna A con el órgano de dirección de la columna B:*

A	**B**
1) asesoría jurídica	a) división médica
2) documentación	b) división de enfermería
3) hostelería	c) gerencia
4) atención al paciente	d) división de gestión
5) unidades especiales	e) división médica
6) servicios centrales	f) gerencia
7) urgencias	g) división de enfermería
8) gestión económica	h) división de gestión

c) *Explique los conceptos que van a continuación:*

— Instituciones cerradas.
— Consultas externas.
— Hospitalización a domicilio.
— Atención al paciente.
— Curación.
— Asistencia especializada.
— Salas de hospitalización.
— Asesoría jurídica.
— División de enfermería
— Promoción de la salud.
— Rehabilitación.

2. Para hablar

a) *Describa algunas de sus costumbres habituales (en el presente y en el pasado) completando las frases siguientes:*

1. Ahora _____ en el hospital del Rey en el turno de mañana, pero antes _____ en el de tarde.

2. El Dr. Fernández _____ la consulta de pediatría durante este mes a las 10 de la mañana, sin embargo el mes pasado la _____ a las 12.

3. La enfermera jefe de urgencias _____ esta semana las urgencias de traumatología, mientras que la semana pasada sólo _____ el registro.

4. Esta semana, debido a la ausencia del director, la gestión económica del hospital _____ bajo la responsabilidad del subdirector de servicios generales, sin embargo la semana pasada _____ bajo la responsabilidad del director de gestión y servicios.

b) *Resuma oralmente todo lo que sabe sobre la estructura y órganos de dirección del hospital (cargos, divisiones, funciones, etc.).*

c) *Por parejas: preparen la conversación con una DUE (Diplomada universitaria de enfermería) que acaba de llegar al servicio de cirugía y a la que tienen que recibir, presentar al resto del personal laboral y explicarle las principales actividades del servicio.*

3. Para practicar

a) *Escriba los sustantivos que corresponden a los siguientes verbos:*

a) curar _____
b) asesorar _____
c) rehabilitar _____
d) operar _____
e) consultar _____
f) atender _____
g) hospitalizar _____
h) admitir _____
i) gestionar _____
j) analizar _____

b) **Busque en la sopa de letras las diez palabras relacionadas con la organización del hospital:**

```
Ñ F Q B J A D M I S I O N C P L Q I B E M
E J N E L X I P Q H S B H P T M R B C L P
Q N O S U N V L A N Ñ S T I O B A R M H K
D G J L P T I O D I U M D L S R L T B O Y
O C A C O N S U L T A S E X T E R N A S M
R L O J S M I T D B R P O D P E R E A T S
P A V A O H O I P T L N B R E S D S M E G
M E D I C I N A Ñ T A C S M O N A B A L X
S R E V O L M I E F H D T B M C E R T E D
G E R E N T E Q O L M R E H S N O T U R M
A T L H V C D R E I O A T M R O A L C I Ñ
G I B L A M I F S Q N T R P A B M D I A J
Q E L M T U C J C R E D I T P R A U O S H
U A I M Q S A O P T N O C Ñ D A L J T R I
M K U D T B M B U S U M I N I S T R O S L
M O E U F J R X W M H Y A L K J H A S E R
```

c) **Redacte el currículum vitae** *correspondiente al anuncio en el que solicitan un médico especialista en radiodiagnóstico.*

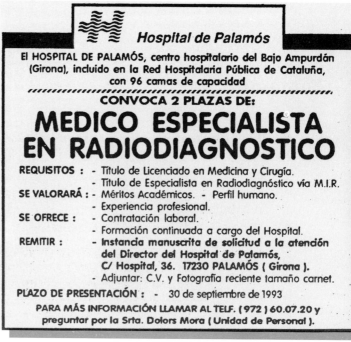

Hospital de Palamós

El HOSPITAL DE PALAMÓS, centro hospitalario del Bajo Ampurdán (Girona), incluido en la Red Hospitalaria Pública de Cataluña, con 96 camas de capacidad

CONVOCA 2 PLAZAS DE:

MEDICO ESPECIALISTA EN RADIODIAGNOSTICO

REQUISITOS : - Título de Licenciado en Medicina y Cirugía.
- Título de Especialista en Radiodiagnóstico vía M.I.R.
SE VALORARÁ : - Méritos Académicos. - Perfil humano.
- Experiencia profesional.
SE OFRECE : - Contratación laboral.
- Formación continuada a cargo del Hospital.
REMITIR : - Instancia manuscrita de solicitud a la atención del Director del Hospital de Palamós, C/ Hospital, 36. 17230 PALAMÓS (Girona).
- Adjuntar: C.V. y Fotografía reciente tamaño carnet.
PLAZO DE PRESENTACIÓN : - 30 de septiembre de 1993
PARA MÁS INFORMACIÓN LLAMAR AL TELF. (972) 60.07.20 y preguntar por la Srta. Dolors Mora (Unidad de Personal).

d) **Escriba los adjetivos calificativos que pueden corresponder a los siguientes sustantivos, como en el modelo:**

paciente............. sano, enfermo,....

— gestión _____
— hospitalización _____
— quirófano _____
— médico _____
— rehabilitación _____
— enfermera _____
— hospital _____

4. *Y para terminar*

a) **Redacte una carta de reclamación dirigida al director gerente del hospital en la que denuncie las deficiencias que ha observado en la atención que le han dispensado los A.T.S. de la planta de medicina interna.**

b) **Con la ayuda del cuadro «ESTRUCTURA Y ÓRGANOS DE DIRECCIÓN DEL HOSPITAL» enumere las profesiones que corresponden a la división de gestión y servicios generales.**

c) **Escriba el nombre de los médicos especialistas que hay o puede haber en un hospital.**

B EL SERVICIO DE ADMISIÓN

Este servicio existe en todos los hospitales y depende directamente del director gerente. El ingreso o consulta en el hospital se realiza a través del servicio de admisión que desempeña además las siguientes funciones:

a) Organizar las listas de espera, tanto para consultas externas como para hospitalización.

b) Contactar con el paciente para comunicarle el día de su ingreso y la cama que se le asigna o, en su caso, la fecha y hora de consulta.

c) Llevar el registro de ingresos y altas (autorizarlas).

d) Autorizar los traslados que se producen dentro del hospital desde un servicio a otro.

e) Imponer y controlar los sistemas de identificación del paciente durante su estancia en el hospital. Así como la identificación de los recién nacidos.

f) Custodia de las pertenencias de los pacientes. Registro de los objetos depositados.

1. Para leer y comprender

a) Responda verdadero o falso:

	V	F
1. El servicio de admisión existe sólo en los hospitales de más de 500 camas........................		
2. Para trasladar a un enfermo del servicio de medicina interna al de urología hay que pedir autorización al jefe clínico de urología........................		
3. Un paciente que va a una consulta externa no tiene que contactar con el servicio de admisión........................		
4. La identificación de los recién nacidos depende sólo de la comadrona........................		
5. Los objetos de valor del enfermo hospitalizado se pueden depositar en el servicio de admisión........................		
6. El servicio de admisión tramita todos los ingresos de pacientes en el hospital		

b) Enumere en español los objetos de valor que pueden depositar en el servicio de admisión, para su custodia, y tradúzcalos a su propio idioma.

c) Comente los posibles métodos que se pueden utilizar para que el paciente esté identificado en todo momento mientras está hospitalizado.

d) Explique el significado de los términos siguientes:

— lista de espera _____
— ingreso _____
— autorización _____
— identificación _____
— registro de ingresos y altas _____
— custodia de pertenencias _____

2. Para hablar

a) Por parejas, preparen los diálogos siguientes:

— Desde el servicio de admisión avisan al Sr. Alarcón comunicándole que tiene que ingresar en el hospital provincial el jueves 18 de enero a las 12 horas.
— Llaman por teléfono al Sr. Casado desde el ambulatorio para notificarle que tiene hora para su consulta el día 24 del próximo mes de marzo a las 10 horas.
— Desde el servicio de admisión comunican que se ha denegado el permiso para trasladar al enfermo de la cama nº 4.371 del servicio de medicina interna a la planta de cirugía, porque no hay camas libres.

b) **Enumere oralmente las funciones del servicio de admisión.**

3. *Para practicar*

a) **Complete las frases siguientes con los verbos que aparecen entre paréntesis (empleando el modo indicativo o el subjuntivo, según convenga):**

1. Me _____ (avisar) del hospital del Rey para que _____ (ingresar) el día 21.
2. El Dr. Rubio nos _____ (citar) en su consulta de otorrinolaringología para el día 4, a las 15,00 horas.
3. La gerencia del hospital 12 de Octubre me _____ (comunicar) que me _____ (presentar) en el servicio de cirugía mañana a las 10,00 horas.
4. D. Mariano Pascual Gutiérrez _____ (ingresar) en el hospital esta mañana y _____ (depositar) su cadena de oro y su reloj en el servicio de admisión.
5. Yo _____ (estar) en la lista de espera del Hospital Clínico para que me _____ (operar) de una hernia.

b) **Construya frases con los relativos (qué, cuál, quién) con matiz interrogativo o admirativo y recuerde que cuando se usan con este sentido llevan acento:**

1. ¿_____ es el siguiente? haga el favor de pasar a la consulta.
2. Cuando le dije al médico que no estaba dispuesta a seguir aquel tratamiento de inyecciones dolorosas, él me respondió: ¿_____ quiere usted tomar, entonces, para curarse?
3. La enfermera entró en la sala de espera y nos preguntó: ¿_____ ha llegado el primero de ustedes?
4. ¿_____ de los dos pacientes recién ingresados en la planta de traumatología es el que va a ser operado por el Dr. Jiménez?
5. ¿_____ da la vez para el Dr. Rodríguez?
6. Al hacerle la historia a aquél anciano, la enfermera le preguntó en _____ año había nacido y este, muy ofendido ante la pregunta, se negó a responderle.

c) **Conteste oralmente:**

— ¿Me puede decir cuántas personas hay delante de mí en la lista de espera?
— ¿Qué días pasa consulta el Dr. Somoza, el ginecólogo?
— ¿Cuándo se puede trasladar al Sr. Cano al servicio de oftalmología?
— ¿A qué hora tengo que ir a la consulta del pediatra con el niño?
— ¿Dónde me informan de la fecha de mi ingreso?
— ¿Para qué me han puesto esta pulsera con mi nombre y apellidos?

4. Y para terminar

a) Explicar, por parejas como ir:

—

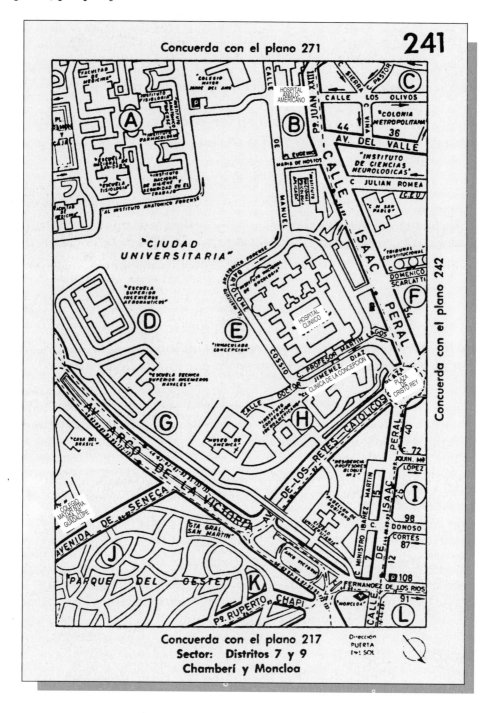

Desde el «Hospital Clínico» a la «Clínica de la Concepción».
— Desde la plaza de Cristo Rey al «Hospital Clínico».
— Desde el colegio «Nuestra Señora de Guadalupe» a la calle Isaac Peral.
— Desde el «Hospital Anglo Americano» a la calle Doménico Scarlatti.

b) Escriba las siguientes frases en orden y coloque el verbo en el tiempo correcto:

Ejemplo: Marisa/en/hospital/un/pediátrico/.....(trabajar)
Marisa trabaja en un hospital pediátrico.

1. La/penicilina/1928/en/Fleming/ _____ (descubrir).
2. Bacterias/con/bacilos/bastón/los/de/forma/ _____ (ser).
3. Koch/el/tuberculosis/de/bacilo/la/ _____ (producir).
4. Por/oral/antipolio/vacuna/la/se/vía/ _____ (administrar).
5. Articulada/hospital/la/del/cama/ _____ (ser).
6. Los antibióticos/por/infecciones/las/microbios _____ (curar).
7. Riñón/vidas/de/trasplantes/muchas/los/ _____ (salvar).

c) Escriba una carta contestando al anuncio de prensa en el que solicitan un D.E./A.T.S. de quirófano.

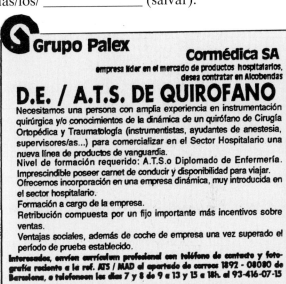

C | LA UNIDAD DEL PACIENTE

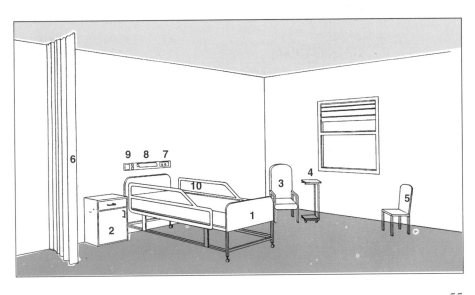

1. Cama del enfermo.
2. Mesilla.
3. Sillón.
4. Mesa con ruedas.
5. Silla.
6. Cortina.
7. Toma de oxígeno y vacío.
8. Luz individual.
9. Interfono.
10. Barandillas abatibles.

1. Para leer y comprender

a) Responda verdadero o falso:

	V	F
1. La camilla que se utiliza para trasladar al paciente desde su cama al servicio de radiología no forma parte de la unidad del paciente		
2. Es importante eliminar, en la medida de lo posible, los ruidos porque fatigan al enfermo		
3. Es indiferente a que lado de la cama esté colocada la mesilla...		
4. Las habitaciones con dos o más camas deben tener cortinas o biombos para aislar a los pacientes		
5. La jarra de agua no debe estar cerca del enfermo porque se la bebería		
6. La cama del enfermo debe estar pegada a la pared tanto por la cabecera como por un lateral para evitar que el enfermo se caiga al suelo...		
7. El timbre debe estar accesible al enfermo para que pueda avisar a la enfermera		
8. Es importante que el grado de humedad de una habitación sea lo más alto posible, hasta el 100%		

b) Responda a las siguientes preguntas y justifique las respuestas:

1. ¿Dónde está situado el interfono?
2. ¿Para qué se utiliza el interfono en la unidad del paciente?
3. ¿Qué tiene la cama a ambos lados?
4. ¿Para qué sirven las barandillas de la cama?
5. ¿Cuál es la utilidad de la mesa con ruedas?
6. ¿Dónde está situada la cortina?
7. ¿Se pueden poner alfombras en la unidad del paciente?

c) Explique el significado de los términos siguientes:

— mobiliario
— accesible
— corriente de aire
— bandeja con ruedas

— mesilla
— toma de oxígeno y vacío
— riñonera
— barandillas

2. Para hablar

a) Por parejas, preparen un diálogo razonando por qué la mesilla debe estar colocada a la derecha de la cama si el enfermo es diestro y a la izquierda si es zurdo.

b) En grupos de cuatro, razonen la distribución del mobiliario en la unidad del paciente.

3. Para practicar

a) Complete las frases siguientes con los verbos que aparecen entre paréntesis en tiempo correcto:

1. He subido el termostato de la temperatura ambiente en mi habitación del hospital porque _____ (tener) frío.
2. El celador D. Eladio López Jiménez _____ (traer) una silla de ruedas y _____ (llevar) al enfermo al laboratorio.
3. Yo _____ (llamar) a la enfermera, pero _____ (tardar) 30 minutos en venir.
4. Después de 15 días sin levantarme de la cama, esta mañana me _____ (sentar) 15 minutos en el sillón.
5. El padre del enfermo _____ (sacar) la manta del armario y se la _____ (poner) porque _____ (tener) frío.
6. La auxiliar _____ (traer) la comida al enfermo y se la _____ (colocar) en la mesa con ruedas junto a la cama.

b) Piense y exprese por escrito lo que haría en las siguientes situaciones si usted fuera un A.T.S. trabajando en la planta de urología:

a) El enfermo de la cama 2.046 no quiere tomarse los antibióticos....
b) La enferma de la cama 2.020 se ha quitado la sonda vesical y está sangrando....
c) El enfermo de la cama 2.016 está en la sala de T.V., va a venir el médico a pasar visita y no puede ir usted a buscarlo....
d) Los familiares del enfermo de la cama 2.063 no se quieren marchar, aunque hace media hora que se acabó la hora de visitas....
e) La enferma de la cama 2.052 tiene un ataque de histeria....
f) La enferma de la cama 2.069 se ha quitado el suero....

c) Construya frases con los términos de la comparación (más que, menos que, tal como, mejor que, tanto cuanto), según convenga:

1. Realizar un trabajo de investigación en un hospital moderno y con todos los adelantos es _____ _____ estar en un hospital sin medios donde apenas se puede hacer nada.
2. La operación de cirugía maxilofacial del Director del banco resultó _____ fácil de lo _____ los médicos creían.
3. Antonio se ha tomado muy en serio la recuperación de la movilidad del pie; hace _____ ejercicios _____ puede y no falta ni un sólo día al gimnasio.
4. El ambulatorio de la calle del Carmen tiene _____ servicios _____ el nuevo de la plaza de San Vicente.
5. La evolución de la enfermedad con aquél tratamiento nuevo resultó _____ _____ habían pronosticado los médicos, un éxito.

d) ***Conteste a las siguientes preguntas:***

   — Doctor, ¿qué día me darán el alta? _____

   — ¿Cuántas pastillas tengo que tomar a las 12? _____

   — ¿A qué hora vendrá el Dr. Lainez a verme? _____

   — Enfermera, ¿por qué me ha puesto esta inyección? _____

   — Doctor, ¿cuándo me operarán de la hernia? _____

   — ¿Dónde está el timbre? _____

4. Y para terminar

a) ***Rellene con sus datos la ficha del servicio de admisión.***

Institución: ....

ANEXO NUMERO 3
(Anverso y reverso)

MINISTERIO DE SANIDAD Y CONSUMO

INSTITUTO NACIONAL DE LA SALUD

CENTRO ESPECIAL "RAMON Y CAJAL"

FICHA DE ENFERMO
SECCION A

FICHA DE ENFERMO
SECCION B

Datos a cumplimentar por el servicio de admisión.

Datos a cumplimentar por el servicio clínico o facultativo.

Identificación:

Primer apellido: ....

Segundo apellido: ....

Nombre: ....

Ingreso:

Fecha: día .... mes .... año ....

Número de orden de entrada: ....

Número de historia clínica: ....

Número de: ....

Salida:

Fecha: día .... mes .... año ....

Número de orden de salida: ....

Alta:

Fecha: día: .... mes: .... año: ....

Diagnóstico definitivo: ....

Clasificación básica:

Enfermedad infecciosa o parasitaria   [1]

Tumor   [2]

Enfermedad cardiovascular   [3]

Malformación congénita   [4]

Accidente   [5]

Otra   [6]

Caso nuevo [1]   Caso antiguo [2]

Motivo del alta:

Curación o mejoría   [1]

Traslado a otro Centro   [2]

Fallecido   [3]

Otra causa   [4]

Firma del Médico

Núm. de orden de salida:

AD - 30

(Esta ficha, una vez cumplimentada, debe ser devuelta al servicio de admisión)

(Esta ficha, una vez cumplimentada, debe ser devuelta al Servicio de admisión).

b) ***Sitúe correctamente cada uno de los objetos que forman parte de la unidad del paciente en un esquema y coloque al lado de cada objeto el nombre que le corresponde.***

c) **Complete las frases siguientes con las preposiciones que faltan:**

1. María Fernández Vidal acaba de ser operada _____ el Hospital Clínico _____ Barcelona.
2. _____ el transcurso _____ los últimos días se han realizado tres trasplantes _____ córnea.
3. Juan Sanchís es médico internista _____ el ambulatorio _____ la calle María de Molina.
4. La historia del enfermo se completó _____ las pruebas radiológicas realizadas.
5. Las campañas _____ vacunación infantil suelen hacerse coincidiendo _____el curso escolar, _____ enero _____ junio.
6. Hemos venido al laboratorio _____ recoger los análisis que nos pidió el Dr. Sánchez.

d) **Partiendo de los términos que se facilitan, redacte frases como la del ejemplo siguiente:**

Ej.: Quirófano: es el lugar donde se hacen las operaciones quirúrgicas.

— Unidad del paciente.

  _____

— Hospital.

  _____

— Servicio de admisión.

  _____

— Ambulatorio.

  _____

— Urgencias.

  _____

— División de gestión.

  _____

Servicio de medicina interna

| A | **LA HISTORIA CLÍNICA** |

INSTITUTO NACIONAL DE LA SALUD
HOSPITAL "VIRGEN DE LA CONCHA"

MANUEL FERNÁNDEZ LÓPEZ

Servicio M. INTERNA Cama 7.015

Dr. GUTIÉRREZ Fecha 9-XI-93

Edad 49 Estado C Sexo V Profesión Aparejador

Domicilio habitual C/ HERRADORES, Nº 15

Domicilio en Madrid idem. Natural de Valladolid

Remitido por Médico de cabecera

HISTORIA CLINICA

¿Qué le pasa? Dolor de estómago

¿Desde cuándo? Hace 20 días

¿A qué lo atribuye? Alimentación, aumento de trabajo, tensión nerviosa

Historial actual: Hace una semana, una hora después de comer, le empezó un dolor de estómago, que el paciente localiza en epigastrio. Dicho dolor se calma con la ingesta de bicarbonato sódico (o leche) y se repite todos los días. Está estreñido.

Comienzo de la enfermedad: Hace un año aproximadamente.

Estado actual de la enfermedad: Brote agudo

Curso de la enfermedad: Dolor diario

SINTOMAS POR ORGANOS Y APARATOS: Dolor epigástrico posprandial semitardío. Estreñimiento

ANTECEDENTES PERSONALES

Paciente sano

ANTECEDENTES FAMILIARES

Padre fallecido (1974) por ulcus gástrico
Madre viva, sana.

Servicio ....Cama ....

Dr. ....Fecha ....

EXPLORACION CLINICA

1.-ASPECTO GENERAL

Tipo constitucional
Nutrición (panículo)
Sensorio
Postura y actitud
Peso y talla

2.-PIEL Y FANERAS

Color	- Erupciones
Humedad	- Uñas
Consistencia	- Nódulos
Pigmentaciones	- Cabello y vello
Equimosis	- Petequias

3.-CABEZA

Forma cráneo
Forma cara
Expresión
Puntos dolorosos

4.-OJOS

Conjuntiva	- Campos
Esclerótica	- Ptosis
Córnea	- Edema
Pupila	- Exoftalmos
Movimientos	- Oftalmoscopia
Nistagno	- Agudeza

5.-OIDOS

Tímpano	- Otoscopia
Otorrea	- Audición
Dolor	- Mastoides

6.-BOCA

Respiración	- Aliento
Labios	- Lengua
Dientes	- G. salivar.
Encías	- Mucosas

7.-GARGANTA

| Amígdalas | - Deglución |
| Faringe | - Voz y palabra |

8.-CUELLO

Movilidad	- Tiroides
Dolor	- Vasos
	- Tráquea

9.- GANGLIOS LINFATICOS

Cervicales	- Inguinales
Occipitales	- Epitrocleates
Axilares	- Supracaviculares

10.- TORAX

Forma	- Percusión
Simetría	- Auscultación
Vibraciones	- Columna
Respiración	- Mamas
	(pigmentación,
	nódulos etc.)

11.- CORAZON

Percusión	- Palpitación
Latidos	- Auscultación
Frecuencia	- Ritmo

12.- ABDOMEN

Forma	- Hígado
Peristaltismo	- Bazo
Riñones	- Cicatrices
Hernias	- Resistencia
Meteorismo	- Ruidos
Masas	- Ascitis
Espasmos	- Puntos dolorosos
Circulación	
colateral	

13.- GENITALES MASCULINOS

Cicatrices	- Epididimo
Secreciones	- Pediculo
Testículo	- Escroto

14.- GENITALES FEMENINOS

Externos	- Anexos
Vagina	-Secreción
Cuello	- Utero

15.- RECTO

Fisuras	- Próstata
Fístulas	- Vesículas
Hemorroides	- Seminales
Esfínter	- Masas

16.- APARATO LOCOMOTOR

Columna	
Cintura escapular	- Edema
y extremidades	- Ulceras
superiores	- Varicosidades
Cintura pelviano	- Vascular perifé-
y extremidades	rico
inferiores	

17.- SISTEMA NERVIOSO

Pares craneales	- Sensibilidad
Motilidad	- Coordinación
Fuerza	- Marcha Romberg
Reflejos	- Estereognosia

Médico que hizo la Historia Clínica

1. Para leer y comprender

a) *Coloque los siguientes órganos en la región anatómica o aparato que corresponda:*

	APARATO LOCOMOTOR	TÓRAX	ABDOMEN
a) hígado			
b) columna vertebral			
c) corazón			
d) pulmón			
e) antebrazo			
f) estómago			
g) recto			
h) esófago			
i) rodilla			
j) riñón			
k) colon			
l) mano			

b) *A partir de los siguientes enunciados, escriba la palabra que corresponda a cada uno:*

1. Aparición en la piel de enrojecimiento y prominencias. _____
2. Conjunto de huesos que limita la cavidad craneal, contiene el encéfalo y lo protege._____
3. Membrana que tapiza internamente los párpados y la porción anterior del ojo. _ _____
4. Cada una de las dos partes carnosas (superior e inferior) que circunda el orificio bucal._____
5. Porción del tronco entre el cuello y el abdomen. _____
6. Órgano glandular doble situado a cada lado de la región lumbar. _____
7. Pulsación del corazón o las arterias. _____
8. Conducto entre la boca y la porción posterior de las fosas nasales y el esófago. _ _____

2. Para hablar

a) *Por parejas: preparen el diálogo con el enfermo para obtener la filiación o datos personales de la historia clínica.*

b) ***Por parejas, preparen el diálogo siguiente, como en el modelo:***

Dr. Arranz.   ¿Qué le trae por aquí?
Sr. López.   Doctor, tengo una gripe muy fuerte.
Dr. Arranz.   Y ¿cuánto tiempo hace que se encuentra usted mal?
Sr. López.   Desde hace dos o tres días.

RESPUESTAS 1

— Me duele mucho la pierna derecha.
— Tengo un fuerte dolor de estómago.
— Se me hinchan las manos.
— Respiro con mucha dificultad.
— Tengo fiebre alta.
— Se me ha partido una muela.
— Me he caído por la escalera y me duele mucho el pie derecho.

RESPUESTAS 2

— Hace 6 semanas.
— Hace 10 días.
— Desde antes de ayer.
— Hace una semana.
— Desde ayer.
— Desde esta mañana.
— Hace 15 días.

c) ***En grupos, busquen las expresiones que tengan el mismo significado que:***

a)   ¿Qué le pasa? _____
b)   ¿Desde cuándo? _____
c)   ¿A qué lo atribuye? _____
d)   Curso de la enfermedad. _____
e)   Antecedentes familiares._____
f)   Historia actual. _____

3. *Para practicar*

a) ***Busque en el diccionario el significado de las siguientes palabras:***

— faneras   — petequias
— conjuntiva   — equímosis
— tímpano   — flebitis
— tráquea   — nódulos
— tiroides   — otorrea

64

b) *Usted sabe que el sufijo «itis» significa inflamación. Escriba cómo se llama la inflamación de:*

a) oído _____   h) páncreas_____

b) lengua _____   i) encías _____

c) meninges_____   j) faringe _____

d) encéfalo_____   k) estómago _____

e) vena_____   l) endometrio _____

f) conjuntiva_____   m) laringe _____

g) bronquio _____   n) nervio_____

c) *Sustituya los espacios en blanco por los pronombres personales correspondientes:*

Médico. ¿Qué _____ pasa?

Paciente. _____ duele mucho la cabeza.

Médico. ¿Desde cuándo _____ duele?

Paciente. Desde la semana pasada.

Médico. ¿A qué_____ atribuye?

Paciente. Cuando _____ pongo a leer el periódico _____ bailan las letras, no _____ distingo y _____ lloran los ojos.

Médico. ¿Usa _____ gafas?

Paciente. Sí, pero no veo bien con ellas y no _____ las pongo.

Médico. Creo que _____ debe ir al oculista, _____ voy a dar un volante para que _____ vea el especialista.

4.   *Y para terminar*

a) **Rellene el volante o impreso de «petición de permiso» solicitando cuatro días libres para asistir a la boda de una hermana en Roma.**

HOSPITAL «VIRGEN DE LA CONCHA»
   ZAMORA

SOLICITUD DE PERMISO

D. _____

SERVICIO DE _____ CATEGORIA _____

MOTIVO DEL PERMISO _____

_____

COMIENZA_____TERMINA_____DIAS SOLICITADOS_____

(*) Queda encargado del servicio D. _____

Zamora, a____de_____de 19____

V.° B.°
EL JEFE DEL SERVICIO,

EL INTERESADO,

Mod. R-116

INFORME:

Días disfrutados_____

Días pendientes de disfrutar_____

CONCEDIDO:
DIRECCION MEDICA

(*) Cubrir cuando el permiso sea solicitado por el Jefe de Servicio.

b) **Escriba las siguientes cantidades y desarrolle las abreviaturas:**

 a) 15 mg. por vía i.m. _____

 b) 28 gr. por vía o. _____

 c) 26 cc. en suero. _____

 d) 48 ml. vía s.c. _____

 e) 37 mm. i.v. _____

c) **En grupos: incluyan los términos siguientes en cada apartado de la exploración clínica.**

 — pigmentación   — córnea

 — testículo   — esfínter

 — tímpano   — tiroides

 — auscultación   — reflejos

 — peristaltismo   — bronquio

B | HISTORIA DEL PACIENTE PARA ENFERMERÍA

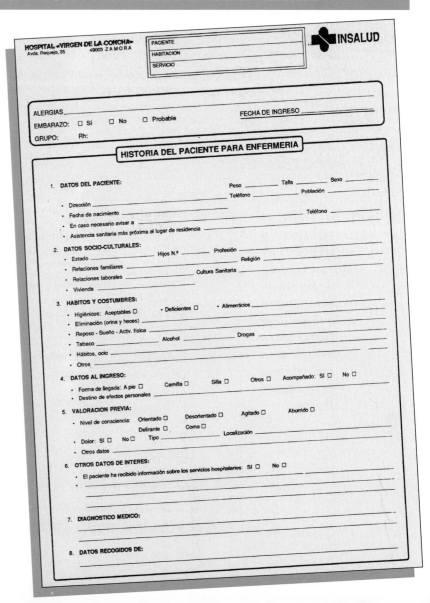

CLASIFICACION Y VALORACION DEL PACIENTE

1. **NECESIDADES DE OXIGENACION:**
   1.1. Mantiene una oxigenación adecuada
   1.2. Oxigenoterapia de apoyo con mascarilla, gafas, sonda
   1.3. Aerosolterapia y fisioterapia respiratoria
   1.4. Enfermo traqueostomizado o intubado con necesidad de aspiración

2. **ALIMENTACION E HIDRATACION:**
   2.1. Se autoalimenta
   2.2. Alimentación con ayuda de personal
   2.3. Alimentación totalmente asistida
   2.4. Alimentación totalmente asistida con vigilancia especial

3. **CUIDADOS HIGIENICOS:**
   3.1. Se asea solo
   3.2. Necesita supervisión o ayuda
   3.3. Necesita aseo completamente asistido, con cambios frecuentes-cama
   3.4. A. comp. asist. con frecuencia, cuidados de piel y de mucosas, con exigencia de dos o más personas

4. **ACTIVIDAD - MOVILIDAD:**
   4.1. Deambula solo
   4.2. Deambula y/o se levanta con ayuda
   4.3. Requiere la ayuda de dos o más personas para deambular
   4.4. Necesita ayuda para cambiar de posición, ejercicios pasivos, cambios posturales frecuentes

5. **ELIMINACION - EVACUACION:**
   5.1. Evacúa sin ayuda
   5.2. Necesita ayuda para evacuar (enemas, sup...)
   5.3. Necesita cuidados de sonda vesical y lavados post-evacuación
   5.4. Necesita reeducación post-incontinencia o medicación diuresis hora

6. **NECESIDADES DE RELACION:**
   6.1. Asume su proceso y colabora
   6.2. Colabora en el tratamiento. Requiere recomendaciones
   6.3. Presenta problemas en la relación (sordo, ciego...) y/o cambios en su forma de vida (amputación)
   6.4. No colabora (deprimido, agresivo). Estado de coma

7. **MEDICACION, SIGNOS VITALES Y OBSERVACION:**
   7.1. No requiere medicación, y/o constantes cada 24 ó 12 horas
   7.2. Recibe medicación oral o tópica, subc. IM. IV. cada 7 - 8 horas
   7.3. Necesita mantenimiento de vía venosa y/o toma de constantes/4 horas
   7.4. Recibe alimentación parenteral, transfu., infus., continuas y/o toma constantes y P. V. cada 2 horas

8. **PROCEDIMIENTOS DE ENFERMERIA:**
   8.1. Procedimientos necesarios con el paciente aislado
   8.2. Observación sistemática del paciente más de 7 veces por turno
   8.3. Necesidad de determinaciones de analítica más de 3 veces turno

9. **CURAS:**
   9.1. Cura simple
   9.2. C. 3 C/drenaje, retirada puntos. Con 2 ó más cambios, con vendaje
   9.3. C. C/descubrimiento. C. con maniobras especiales (Kwer, Redon, drenajes torácicos). Medir
   9.4. Curas múltiples (Lapano + Colostomía + Periné)...

TOTALES ....

FIRMA DE LA ENFERMERA

HOJA DE OBSERVACIONES DE ENFERMERIA

Manuel Fernández López de 49 años, casado con María Menéndez del Río de 45 años. Viven en Fuenlabrada, en la «Colonia de los Romeros» y tienen cinco hijos (tres niñas y dos niños). Los fines de semana, Manuel se dedica a descansar de su trabajo como Administrativo en el Ministerio de Obras Públicas y a cuidar su jardín.

Cuando el año pasado, en primavera, empezó a sentir dolor de estómago, fue a su médico de cabecera, el Doctor García, éste le diagnosticó una úlcera duodenal y como tratamiento le prohibió fumar, tomar alcohol, té, café y bebidas excitantes; le recomendó tomar alimentos suaves y poco condimentados, y comer poca cantidad varias veces al día (cuatro o cinco), masticando muy despacio.

Hoy por la mañana, estaba trabajando en el Ministerio, cuando de repente se sintió indispuesto y vomitó una «cosa» oscura, como si fueran posos de café. Los compañeros se asustaron mucho y lo llevaron al hospital. Cuando llegaron Manuel estaba completamente pálido, sudoroso y tembloroso. En el servicio de urgencias le pusieron una sonda nasogástrica, le pincharon el suero en vena y un tratamiento para detener la hemorragia.

El médico ordenó su ingreso inmediato en la séptima planta en el servicio de Medicina Interna. Con esos datos la enfermera de esta planta, le hizo la historia de enfermería.

1. *Para leer y comprender*

a) *Responda verdadero o falso:*

	V	F
1. Manuel Fernández es soltero		
2. El Dr. García es el médico de cabecera............................		
3. En primavera le prohibieron el tabaco, el alcohol, el café y el té		
4. En caso de úlcera de duodeno lo mejor es comer mucho pocas veces al día		
5. En el servicio de urgencias, el médico ordenó el ingreso inmediato de Manuel		
6. La sonda nasogástrica se introduce por la nariz y llega hasta el estómago		
7. El suero intravenoso se introduce por la sonda nasogástrica		

b) *Subraye todas las palabras que desconoce en la «historia del paciente para enfermería» y trate de averiguar su significado mediante el contexto.*

c) *Explique o diga en qué situación utilizaría:*

— el enfermo está muy pálido
— ¿sería tan amable de cerrar la puerta?
— vuelva usted dentro de 10 días
— debe tomar alimentos poco condimentados
— es conveniente que haga reposo
— ¿cuándo tengo que tomar las medicinas?

2. Para hablar

a) **Por parejas, comenten la clasificación y valoración del paciente (del 1 al 10).**

b) **Preparen en forma de diálogo, en grupos pequeños, la visita del Sr. Fernández al Dr. García.**

c) **Por parejas: completen la historia del paciente para enfermería preguntando y respondiendo al cuestionario.**

d) **Relacione los síntomas de la columna A con los aparatos y sistemas de la columna B.**

A

1) Bronquitis
2) Varices
3) Ceguera
4) Úlcera duodenal
5) Parálisis
6) Cáncer de útero
7) Leucemia

B

a) Aparato digestivo
b) Aparato genitourinario
c) Sistema linfático
d) Aparato locomotor
e) Sistema venoso
f) Aparato respiratorio
g) Aparato visual

3. Para practicar

a) **Ordene las siguientes frases y ponga el verbo entre paréntesis en el tiempo correcto:**

1. Hospital/Sr. Fernández/el/en/ingresado _____ (estar)
2. Hematemesis/gástrica/de/síntoma/la/úlcera/un _____ (ser)
3. La/planta/de/la/enfermera/séptima/vacaciones/de _____ (estar)
4. Buenos/el/alimentos/no/para/los/estómago/picantes _____ (ser)
5. Alfabético/en/por/farmacia/medicamentos/la/orden/los/colocados _____ (estar)
6. Alcohol/irritante/el/estómago/el/para _____ (ser)
7. Primera/Sangre/el/de/planta/en/la/Banco _____ (estar)

b) **Escriba una frase con cada uno de los adjetivos siguientes:**

— pálido
— sudoroso
— contento
— relajado

— doloroso
— tembloroso
— asustado
— cansado

c) **Explique el significado de los términos que aparecen en «valoración previa».**

4. Y para terminar

a) **Complete, con los artículos, las siguientes frases:**

1. _____ dieta rica en fibra es recomendable para evitar _____ estreñimiento
2. _____ botulismo es una intoxicación alimentaria producida por _____ ingestión de embutidos infectados.
3. _____ tuberculosis está producida por _____ bacilo de Koch.
4. _____ hueso parietal se articula con _____ hueso frontal.
5. _____ pelo tiene dos partes: _____ raíz y _____ tallo.
6. _____ tos es una expulsión ruidosa del aire de _____ pulmones.
7. Artritis es _____ inflamación de _____ articulaciones.
8. _____ microbiología estudia _____ vida de _____ microbios.

b) **Relacione la abreviaturas de la columna A con las palabras de la columna B:**

A	B
a) O.R.L.	1) miligramo
b) V.I.	2) arteria
c) mg.	3) presión arterial
d) O.D.	4) caloría
e) a.	5) otorrinolaringólogo
f) Hgb.	6) ventrículo izquierdo
g) A.R.N.	7) ojo derecho
h) cal.	8) hemoglobina
i) P.A.	9) ácido ribonucleico

C DIAGNÓSTICO Y TRATAMIENTO

ENFERMEDADES ESTACIONALES

Como cada año

La gripe, una de las enfremedades más frecuentes, no tiene tratamiento

M.F.

Es el fracaso total de la Medicina. El que la enfermedad infecciosa más frecuente de la

Tierra —que cada año tiene a casi todos los habitantes del planeta moqueando, tosiendo, doloridos, con fiebre y en la cama— no tenga todavía tratamiento, puede servir de recordatorio de lo mucho que en biomedicina queda aún por aprender.

Y eso que se trata de un virus simple, un organismo ultramicroscópico que casi no tiene vida propia, que provoca más bajas laborales que cualquier otra enfermedad y con el que apenas se puede combatir.

Porque tratar la gripe con antimicrobianos (fiebre y antibióticos van muchas más veces unidos de lo que deberían) —que es lo que se hace en la mayoría de los países desarrollados— no tiene sentido científico alguno, salvo aplacar las conciencias de muchos médicos, aliviar la ansiedad de algunas madres ante las inevitables gripes que padecen sus hijos o sugestionar a muchos pacientes: «Parece ser que tomar cualquier medicamento ayuda mentalmente a los enfermos».

Porque hasta ahora, frente a la gripe, sólo exite una buena receta: «sopitas y buen vino». Es decir antitérmicos y antiálgicos, algún descongestivo de la mucosa de la rinofaringe y, si acaso, una dosis de antitusígeno, en el caso de que la traqueitis sea tan intensa que la tos constante no permita dormir al afectado.

Y tan sólo queda esperar. La propia inmunidad de cada uno se encargará en más o menos días de bloquear y destruir el virus por completo.

Hasta el año que viene, en el que el mismo virus —algo modificado por varias mutaciones— engañará otra vez al sistema inmune y volverá a provocar los mismos síntomas.

Frente a la gripe, de momento, sólo se puede luchar con la vacuna. Y, eso, en el caso de que el virus de la gripe de este año no sea excesivamente diferente al que de forma atenuada se ha inoculado para provocar inmunidad específica.

En cualquier caso, a lo mejor, en un futuro próximo existirá ya un remedio que haga que la gripe afecte un poco menos. Expertos del Centro de Control de Enfermedades de Atlanta (CDC) opinan que ciertos antivirales pueden acortar de forma significativa la gripe en las personas.

Asimismo, según un grupo de epidemiólogos de la Universidad de Michigan, la rimantidina (un antiviral cuyo nombre comercial en Estados Unidos es Flumadine) disminuye la duración del episodio gripal en un 50%, cuando se administra de forma muy precoz. Es decir, cuando el paciente comienza a sentir los primeros síntomas. Existen datos claros de que, al menos, en Estados Unidos, la gripe que «acecha» esta temporada puede ser una de las peores que ha pasado por este país desde hace muchos años.

(EL MUNDO, 28-X-93)

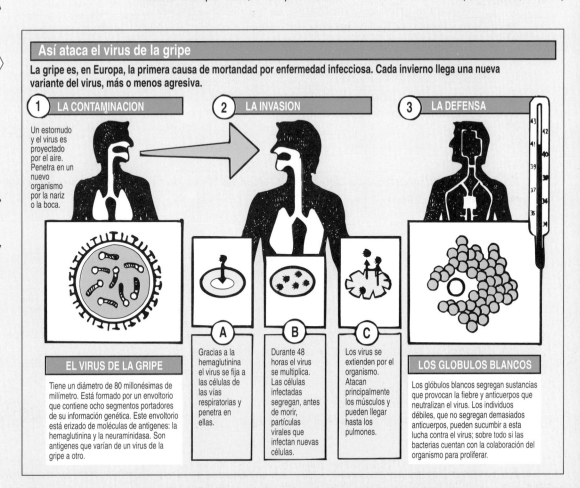

Así ataca el virus de la gripe

La gripe es, en Europa, la primera causa de mortandad por enfermedad infecciosa. Cada invierno llega una nueva variante del virus, más o menos agresiva.

1 LA CONTAMINACION

Un estornudo y el virus es proyectado por el aire. Penetra en un nuevo organismo por la nariz o la boca.

EL VIRUS DE LA GRIPE

Tiene un diámetro de 80 millonésimas de milímetro. Está formado por un envoltorio que contiene ocho segmentos portadores de su información genética. Este envoltorio está erizado de moléculas de antígenes: la hemaglutinina y la neuraminidasa. Son antígenes que varían de un virus de la gripe a otro.

2 LA INVASION

A Gracias a la hemaglutinina el virus se fija a las células de las vías respiratorias y penetra en ellas.

B Durante 48 horas el virus se multiplica. Las células infectadas segregan, antes de morir, partículas virales que infectan nuevas células.

C Los virus se extienden por el organismo. Atacan principalmente los músculos y pueden llegar hasta los pulmones.

3 LA DEFENSA

LOS GLOBULOS BLANCOS

Los glóbulos blancos segregan sustancias que provocan la fiebre y anticuerpos que neutralizan el virus. Los individuos débiles, que no segregan demasiados anticuerpos, pueden sucumbir a esta lucha contra el virus; sobre todo si las bacterias cuentan con la colaboración del organismo para proliferar.

1. Para leer y comprender

a) **Haga un resumen de los síntomas más comunes de la gripe.**

b) **Explique las siguientes expresiones:**

— enfermedad incurable _____
— enfermedad infecciosa _____
— organismo ultramicroscópico _____
— aliviar la ansiedad _____
— sistema inmune _____
— inmunidad específica _____

c) **Responda verdadero o falso:**

		V	F
1.	Los medicamentos antimicrobianos curan la gripe		
2.	La gripe es la enfermedad infecciosa que afecta a más personas todos los años		
3.	El virus de la gripe no es mutante, es igual todos los años.		
4.	Las mialgias y la fiebre no son síntomas de gripe		
5.	La gripe es la enfermedad que más bajas laborales provoca		
6.	El único remedio para la gripe es esperar a que la propia inmunidad destruya el virus		
7.	La vacuna de la gripe es completamente eficaz		
8.	Actualmente hay muchos tratamientos eficaces contra la gripe		

d) **Enumere los alimentos que deben componer la dieta para una alimentación completa y equilibrada.**

2. Para hablar

a) **Por parejas: uno de ustedes está a favor de la vacuna de la gripe y el otro en contra, propongan sus argumentos y discutan sobre ellos.**

b) **Comenten los distintos grupos de alimentos que existen, (hidratos de carbono, proteínas, etc...) y los que pertenecen a cada uno.**

c) **En grupos: hagan un esquema sobre las diferentes vías de administración de medicamentos, y a continuación coméntenlo.**

3. Para practicar

a) **Complete las frases siguientes con las preposiciones que faltan:**

1. El horario ____ el centro ____ salud es continuo ____ las ocho ____ la mañana.
2. La conjuntiva es una membrana que tapiza los párpados ____ dentro.
3. Mañana llevo ____ mi hijo al gimnasio ____ que empiece ____ hacer musculación.
4. La asistencia sanitaria extiende sus servicios ____ toda la población.
5. La duración del tratamiento es ____ seis y doce meses.
6. Todos los días me levanto ____ dolor ____ cabeza.

b) **Separen las sílabas de las palabras siguientes:**

1. desnutrido_____
2. oftalmología_____
3. hipoproteica_____
4. dermatólogo_____
5. neurólogo_____
6. tratamiento_____
7. cefalalgia_____

8. diabética _____
9. hipersódica _____
10. glóbulo_____
11. vírico _____
12. irritación _____
13. úlcera _____
14. cardialgia_____

c) **Conteste por escrito afirmativa y negativamente a las siguientes preguntas:**

— ¿Has tomado el antibiótico esta mañana? _____
— ¿Ha venido hoy a visitarte tu hermano? _____
— ¿Te han puesto la inyección? _____
— ¿Ha ingresado algún enfermo esta mañana? _____
— ¿Está ocupada la cama 2.058? _____
— ¿Has anotado en la gráfica el pulso del Sr. López? _____
— ¿Le has sacado sangre al enfermo de la cama 4.016? _____

d) **Escriba una nota a la enfermera Pilar Muñoz, de la 4ª planta, para indicarle que cambie el Britapén 1gr. i.m. c/6h. por Clamoxil 500 mg. v.o. c/8h.**

4. Y para terminar

a) **Enumere los alimentos recomendados en una dieta rica en fibra.**

b) **En grupos: expliquen la rutina del hospital (horarios de comida, administración de medicamentos, organización de las camas, etc...) a un enfermo que acaba de ingresar.**

c) **Enumere las partes del aparato digestivo.**

d) **Usted tiene un dolor sordo en la cintura (hipocondrio derecho) desde hace 15 días, prepárese para ir al médico y reflexione:**

— ¿Dónde le duele?
— ¿Cómo es el dolor?
— ¿Desde cuándo le duele?
— ¿A qué lo atribuye?
— ¿A qué hora o en que momento del día le duele más?
— ¿Cómo alivia usted el dolor?
— ¿Tiene algún otro síntoma?

CLINICA "LA SALUD"

PACIENTE: ESTER AGUILERA VILLA
3-10-93

LABORATORIO GENERAL

SISTEMÁTICO DE ORINA

DENSIDAD	1013
REACCIÓN	NEGATIVA
PROTEÍNAS	NEGATIVAS
GLUCOSA	NEGATIVA
ACETONA	NEGATIVA
SALES BILIARES	NEGATIVAS
PIGMENTOS BILIARES	NEGATIVOS
UROBILINA	NEGATIVA
UROBILINÓGENO	NEGATIVO

SEDIMENTO:
LEUCOCITOS	1 A 2 POR CAMPO
HEMATÍES	2 A 3 POR CAMPO

CLÍNICA "LA SALUD"

PACIENTE: ESTER AGULERA VILLA
3-10-93

UNIDAD DE RADIODIAGNÓSTICO

INFORME RADIOLÓGICO ECOGRAFÍA

Vesícula biliar alitiásica. V.B.C. no dilatada. Hígado de dimensiones y patrón ecogénico normales, sin lesiones ocupantes de espacio. Páncreas bien accesible ecográficamente normal. Ambos riñones son ecográficamente normales, sin signos de nefrolitiasis ni uropatía obstructiva. Bazo normal. En pelvis, útero desviado a la izquierda, ecogénicamente normal. Ambos anejos muestran una formación quística en su interior, de 17 mm en el izquierdo y 19 mm en el derecho probablemente de origen funcional.

6

Servicio de cirugía

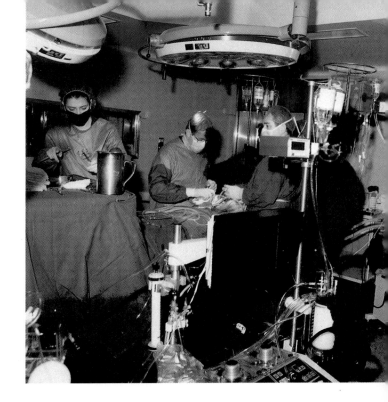

CLINICA "LA SALUD"

PACIENTE: Dª Ester Aguilera Villa
3-10-93

LABORATORIO GENERAL

SISTEMÁTICO DE SANGRE

HEMATÍES/MM3 (V: 5,4 - H: 4,8)	3,78	MILLS.
HEMOGLOBINA (V: 16,0 - 14 +/-2,0)	13,1	GR.%
HEMATOCRITO (V: 45 +/-7; H: 41 +/-5)	39,3	%
I. HEMÁTICOS:	104,0	FEMT. L
V.C.M. (V.N.: 80-100)	34,7	PG
HB.C.M. (V.N.: 27-33)	33,3	gr.%
CH.C.M. (V.N.: 30-35)	NO	
DISTRIBUCIÓN MORFOLÓGICA NORMAL	SI	
MACROCITOSIS		
ANISOCITOSIS		
MICROCITOSIS		
HIPOCROMÍA		
LEUCOCITOS (V.N.: 7,0 +/-3,0)	6.800	/MM3
DISTRIBUCIÓN DIFERENCIAL:		
EN VALORES POR CIENTO	38,5	%
LINFOCITOS (V.N.: 25-45)	4,3	%
MONONUCLEADOS (V.N.: 2-10)	57,2	%
GRANULOCITOS (V.N.: 40-80)		
EN VALORES ABSOLUTOS:	<0,7	/MM3
EOSINÓFILOS (V.N.: INF. A 700)	<0,2	/MM3
BASÓFILOS (V.N.: INF. A 200)		
VELOCIDAD DE ERITROSEDIMENTACIÓN:	14	MM
1ª HORA		

CLÍNICA "LA SALUD"

PACIENTE: Dª Ester Aguilera Villa
3-10-93

LABORATORIO GENERAL

BIOQUÍMICA/SANGRE

COLESTEROL HDL/LDL:		
COLESTEROL HDL (>35)	42	MG %
COLESTEROL LDL (<190)	110	MG %
PERFIL BIOQUÍMICO:		
GLUCOSA (76-120)	84	MG 5
UREA (10-50)	22	MG %
CREATININA (0,5-1,1)	0,7	MG %
ÁCIDO ÚRICO (2,4-7,0)	3,0	MG %
CALCIO (8,1-10,4)	9,5	MG %
FÓSFORO (1,5-6,8)	4,8	MG %
PROTEÍNAS TOTALES (6,6-8,7)	7,1	GR %
BILIRRUBINA TOTAL (0-1)	0,55	MG %
BILIRRUBINA DIRECTA (0-0,25)	0,15	MG %
GOT (V: 0-37, H: 0-31)	12	U/L
GPT (V: 0-40, H: 0-31)	27	U/L
FOSFATASA ALCALINA (98-279)	116	U/L
TRIGLICÉRIDOS (HASTA 175)	59	MG %

1. Para leer y comprender

a) Responda verdadero o falso a las siguientes cuestiones:

	V	F
1. Según el informe de la ecografía, la vesícula biliar es litíasica..		
2. La ecografía es un examen por medio de ultrasonidos..............		
3. En los riñones hay síntomas de nefrolitiasis y uropatía obstructiva...		
4. El páncreas es normal		
5. Los quistes en los anejos son de origen funcional		
6. La cifra normal de hematíes en la sangre es de 5.900.000/mm. en las mujeres..		
7. El valor normal del hematocrito es 38%		

b) Explique el significado de las siguientes palabras:

— dimensiones
— lesiones ocupantes
— accesible
— funcional

— dilatado
— obstrucción
— quiste
— macrocito

c) Relacione los siguientes parámetros con los que aparecen en sangre y orina:

PARÁMETRO	SANGRE	ORINA
a) creatinina		
b) densidad		
c) hemoglobina		
d) sedimento		
e) colesterol		
f) pigmentos biliares		
g) granulocito		
h) acetona		
i) fósforo		

2. Para hablar

a) Por parejas: expliquen la preparación necesaria para un análisis de sangre y otro de orina.

b) **Por parejas: expliquen a un paciente al que le van a hacer un electrocardiograma que debe estar tranquilo y relajado. Explíquenle el proceso: le van a poner unos electrodos en el pecho, las muñecas y los tobillos pero no es doloroso.**

c) **En grupos: uno representa el papel de la señorita de recepción del departamento de radiodiagnóstico y los demás son los pacientes que van a hacerse radiografías. En primer lugar la señorita debe recibirlos según el turno de llegada, después pasarlos a las salas y darles las instrucciones oportunas, según la prueba que se vaya a realizar (radiografías de tórax, abdomen, columna cervical, miembros, etc.).**

d) **En grupos: uno de los alumnos es el pediatra y debe tranquilizar a su paciente antes de auscultarlo. Se trata de un niño de cuatro años que tiene un fuerte catarro y está muy asustado.**

3. *Para practicar*

a) **Relacione los términos de la columna A con las instrucciones de la columna B para la exploración:**

A **B**

1)	nariz	a)	quítese los calcetines y los zapatos
2)	ojos	b)	quítese la camisa
3)	oído	c)	vuelva la cabeza hacia un lado
4)	pecho	d)	abra la boca
5)	garganta	e)	incline la cabeza hacia atrás
6)	espalda	f)	póngase de pie
7)	pies	g)	quítese las gafas

b) **Escriba en forma de diálogo la siguiente conversación:**

Ring, ring. Dígame. Buenas tardes, ¿es la consulta del doctor Aguilar? No aquí no es, se ha equivocado. ¿No es el 5-55-55-55 ? No. Ah, perdón.

Ring, ring. Dígame. Buenas tardes, ¿es la consulta del doctor Aguilar? Sí, aquí es. Por favor ¿podría decirme qué día puedo ir a su consulta? Un momento por favor, no se retire... Veamos, mañana a las 17 horas, ¿le viene bien? No, mañana me es imposible. ¿No podría ser pasado mañana? Un momento por favor... No, pasado mañana el doctor no pasa consulta, tiene que ser el día 15 a las 18,30. Bien, el día 15 sí puedo ir. ¿Me dice su nombre por favor? Sí me llamo Jesús Moreno. Muy bien Sr. Moreno, hasta el día 15. Muchas gracias señorita. Adiós.

c)   *Complete con las preposiciones, las siguientes frases:*

1. El horario _____ consulta es _____ 17 _____. 20 horas.
2. No puedo desayunar _____ que me hagan el análisis.
3. Me están preparando _____ hacerme una angiografía.
4. El departamento _____ cardiología está _____ la 4ª planta.
5. Estuve esperando al médico _____ las diez de la mañana.
6. Voy _____ la consulta _____ neurología.
7. El Dr. Campos ha dejado su estetoscopio _____ la sala _____ espera.
8. La enfermera está _____ la farmacia _____ la auxiliar.
9. La endoscopia sirve _____ ver el interior _____ los órganos.
10. Tengo que ir el día 18 _____ hacerme un análisis _____ esputos.

d)   *Combine los prefijos «hiper» e «hipo» con las palabras y, a continuación, busque en el diccionario el significado de cada una de ellas.*

1. tensión _____
2. termia _____
3. algesia _____
4. globulia _____
5. glucemia _____
6. natremia _____
7. actividad _____
8. colesteremia _____

4.   *Y para terminar*

a)   *Corrija las faltas de ortografía del informe ecográfico:*

Vexicula biliar ausente por colezistectomia prebia.
ígado de dimensiones y patron ecojenico normal.
Pancreas y estructuras de la linea media inacesibles.
La pprostata muestra un aumento global de sus dimensiones.
En congunto no se aprecian cambios con respecto a la anterior.

b)   *Relacione las formas prefijas de la columna A, con el nombre del órgano, de la columna B, a que corresponden y con la patología de la columna C:*

A	**B**	**C**
1) oto	A) músculo	a) esplenopatía
2) gastro	B) hueso	b) osteopatía
3) hemo	C) pulmón	c) gastropatía
4) osteo	D) oído	d) miopatía
5) rino	E) laringe	e) neumopatía
6) mio	F) hígado	f) otopatía
7) espleno	G) estómago	g) neuropatía
8) hepato	H) sangre	h) laringopatía
9) laringo	I) nervio	i) rinopatía
10) neuro	J) bazo	j) hepatopatía
11) neumo	K) nariz	k) hemopatía

c) **Se le ha dado la siguiente hoja con los tratamientos de sus pacientes, organice en forma de esquema lo que tiene que dar a cada uno:**

— Ampicilina 1 mg. I.M. a los enfermos de las camas 2.006 y 2.012.
— Seguril, 2 ampollas I.V. al enfermo de la cama 2.004.
— Paracetamol, 1 comprimido p.o. a los enfermos de las camas 2.003 y 2.006.
— Buscapina compósitum, 1 mg. a los enfermos de las camas 2.003 y 2.007.
— Nolotil, 2 cápsulas a los enfermos de las camas 2.008 y 2.004.
— Febrectal, 1 mg. a los enfermos de las camas 2.008 y 2.004.
— Insulina, 150 ui. s.c. al enfermo de la cama 2.007.
— Valium 5 mg, una ampolla I.V. al enfermo de la cama 2.005.

B   CUIDADOS PREOPERATORIOS

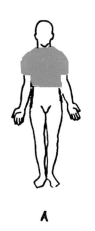

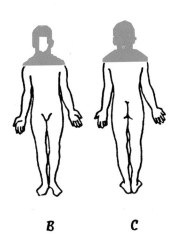

A   B   C   D

ÁREAS

A. Cirugía del tórax.

B y C. Cirugía de la cabeza.

D. Cirugía abdominal.

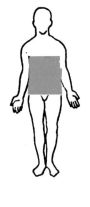

1. Para leer y comprender

a) Elija la respuesta correcta a las siguientes cuestiones entre las tres propuestas:

1. Antes de una intervención quirúrgica se hacen análisis de:
   a) Líquido cefalorraquídeo.
   b) Sangre y orina.
   c) Medulograma.

2. Durante los días previos a una operación, la alimentación es:
   a) Rica en grasas y prótidos.
   b) Pobre en grasas y calorías.
   c) Rica en calorías y prótidos

3. El examen cardiológico o electrocardiograma (E.C.G.) se hace:
   a) Antes de la operación.
   b) Durante la operación.
   c) Después de la operación.

4. La piel del área sobre la que se va a operar, se prepara:
   a) El día antes.
   b) Tres días antes.
   c) Una semana antes.

5. La autorización para la intervención la tiene que firmar:
   a) El médico anestesista.
   b) El director médico.
   c) El interesado o un familiar.

6. El área de la piel que se prepara para una intervención en la cabeza comprende:
   a) El cuello, el tórax y los hombros.
   b) La cabeza, el cuello y los hombros.
   c) Sólo la cabeza.

b) Confirme o niegue las siguientes afirmaciones:

	SI	NO
1. El enfermo estará en ayunas doce horas antes de la operación		
2. Las pruebas preoperatorias deberán estar en la historia clínica cuando el enfermo va al quirófano		
3. Los brazos son las extremidades inferiores del cuerpo humano		
4. La apendicectomía es una operación poco frecuente		
5. La radiografía de tórax es una prueba preoperatoria		

c) Diga de otra manera:

— Conoce el paciente el tipo de intervención.
— Lleva identificación visible.
— La higiene del paciente es buena.
— Ha sido preparada la zona operatoria.
— Ha firmado autorización específica para la intervención.

2. *Para hablar*

a) *Por parejas: simular el diálogo con un enfermo al que se le va a preparar la piel para una intervención quirúrgica (nefrectomía) al día siguiente.*

b) *En grupos: representen en forma de diálogo:*

Doña Magdalena Martos Suárez tiene 56 años y está enferma del corazón desde hace dos o tres. El Dr. Peromiño la va a operar para ponerle un marcapasos.

Hace una semana ingresó en el hospital cardiológico para prepararse y hoy, a las diez de la mañana, el Dr. le comunica que la operación se realizará a las diez y media del día siguiente.

Doña Magdalena está muy nerviosa porque le da mucho miedo la operación. El Dr. la tranquiliza, explicándole como será la operación y diciéndole que después podrá hacer vida normal.

c) *Han surgido problemas en el quirófano y usted, como enfermera jefe de quirófano tiene que comunicar a los enfermos el aplazamiento de las operaciones programadas para el día 13-4-93. Construya el diálogo con los datos de la columna A y los de la B:*

A

— 8'00 h. Quirófano A. Jesús Sánchez - Nefrectomía.
— 9'00 h. Quirófano B. Mariano Huesos - Laminectomía 5ª lumbar.
— 8'30 h. Quirófano C. Mª Luisa Rojo - Apendicectomía.
— 8'00 h. Quirófano D. Eulalia Ruiz - Colecistectomía.
— 11'30 h. Quirófano C. Máximo Berlanas - Laparotomía.
— 13'00 h. Quirófano B. Mª Antonia de la Hoz - Osteoclastia femoral.

B

— Nos será imposible ....
— Lamento tener que comunicarle ....
— Siento tener que decirle ....
— Debido a causas ajenas a nuestra voluntad .....
— Le ruego disculpe ....
— Nos vemos obligados a posponer ....
— Lamentablemente tengo que comunicarle ......

d) *Por parejas: uno de ustedes está interesado en asistir como oyente a las clases de un prestigioso cirujano maxilofacial. Preparen la conversación para solicitar su autorización.*

3. *Para practicar*

a) *Transforme las frases siguientes cambiando el género masculino por el femenino:*

1. El hermano de mi amigo ya no está ingresado en el hospital.
2. Mi tío trabaja en este hospital como neurólogo.
3. ¿Me puede decir cuánto tiempo estará ingresado mi nieto?
4. El cirujano jefe llamó para decir que se encontraba enfermo.
5. El enfermero Sr. Ruiz es el más competente del quirófano.
6. El neurólogo que está de guardia es bastante feo.
7. El Dr. Gómez es el cirujano más eficiente del quirófano.

b) *Sufijos: -ectomía y -tomía.*

A) ectomía. Significa extirpación

B) tomía. Significa corte.

Considerando los siguientes términos expresar por escrito cada una de las posibilidades.

Ej.: Bazo:

A) Esplenectomía

B) Esplenotomía.
— Útero (histero).
— Riñón (nefro).
— Hígado (hepato).
— Pulmón (neumo).
— Páncreas.
— Laringe.

c) *Escriba una carta dirigida al Grupo Clínico Loirat pidiendo información sobre las intervenciones de lipoescultura y rejuvenecimiento, solicitando precios y garantías.*

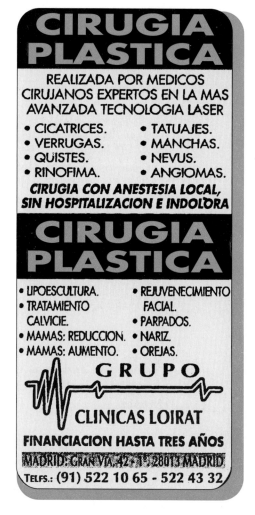

4. Y para terminar

a) Redacte el **currículum vitae** *para responder al anuncio.*

b) *Explique a sus compañeros a qué se refieren las siguientes denominaciones técnicas:*

    a) cuidados preoperatorios
    b) autorización para la intervención
    c) sistemático de sangre
    d) cirugía abdominal
    e) examen cardiológico
    f) cultivo de orina

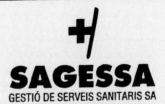

SAGESSA
GESTIÓ DE SERVEIS SANITARIS SA

CONVOCA

4 PLAZAS DE MÉDICOS ESPECIALISTAS EN ANESTESIOLOGÍA Y REANIMACIÓN

Requisitos: Titulación de la especialidad por vía MIR.

Se ofrece: Contrato laboral. Jornada de 40 horas semanales. Guardias de presencia física. Salario competitivo.

La prestación de servicios se realizará en los hospitales de Sant Joan de Reus, SAM y de Mora d'Ebre.

Las personas interesadas remitan *curriculum vitae*, dirección y teléfono de contacto a GESTIÓ DE SERVEIS SANITARIS, S. A. Sección de Personal. Av. President Companys, s/n. 43201 Reus.

La fecha límite de admisión de solicitudes es el 20 de diciembre de 1993.

---

c) *Complete el sentido de las frases siguientes:*

— La semana próxima vamos a operar _____
— Dentro de media hora _____
— Es del todo imposible que _____
— No creo que me operen porque _____
— Durante el mes de junio se realizaron _____

C   QUIRÓFANO Y CUIDADOS POSTOPERATORIOS

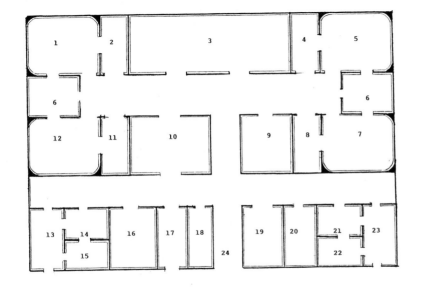

QUIRÓFANO

1. Quirófano A.
2. Antequirófano A.
3. Sala de despertar.
4. Antequirófano B.
5. Quirófano B.
6. Lavabos de los cirujanos.
7. Quirófano C.
8. Antequirófano C.
9. Depósito instrumental.
10. Sala de esterilización.
11. Antequirófano D.
12. Quirófano D.
13. Sala de estar de enfermeras.
14. Vestuario de enfermeras.
15. Aseo de enfermeras.
16. Almacén.
17. Sala de enyesado.
18. Sala de rayos X.
19. Quirófano séptico.
20. Vertedero.
21. Vestuario de médicos.
22. Aseo de médicos.
23. Sala de estar de médicos.
24. Acceso desde el hospital.

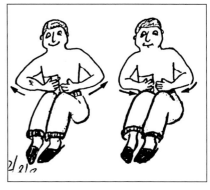

1. Colocar la mano en la herida, inspirar profundamente por la nariz y espirar por la boca.

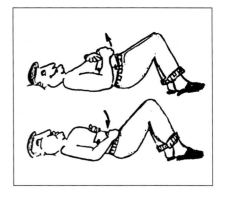

2. Colocar las manos sobre el estómago e inspirar profundamente; a continuación espirar por la boca.

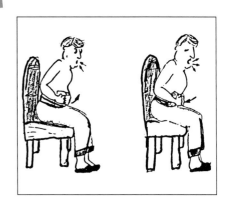

3. Sentarse en una silla o en la cama. Colocar una almohada o las manos sujetando la herida. Hacer cinco respiraciones profundas y a continuación toser.

TRATAMIENTO POSTOPERATORIO

POSICIÓN: En decúbito supino sin almohada y con la cabeza ladeada.

VIGILANCIA: Toma frecuente de constantes los dos primeros días.

MOVILIZACIÓN: Levantamiento precoz, al día siguiente, para evitar complicaciones (fletrombosis y tromboflebitis).

ALIMENTACIÓN: 1º dieta hídrica
                   2º dieta líquida
                   3º dieta pastosa
                   4º dieta sólida

84

POSIBLES COMPLICACIONES

Vómitos, meteorismo, complicaciones pulmonares, retención de orina, hemorragias, úlceras por decúbito.

VOCABULÁRIO BÁSICO EN CIRUGÍA.

SUFIJOS

— centesis.	Indica punción o perforación.
— copia.	Mirar con un instrumento.
— ostomía.	Creación de una comunicación. Por ejemplo cecostomía: comunicación del ciego con el exterior.
— pexia.	Fijación. Por ejemplo esplenopexia: fijación del bazo a la pared del abdomen.
— plastia.	Sustitución de un tejido por otro o reparación de un defecto orgánico. Por ejemplo otoplastia: corrección de las deformidades de la oreja.
— rafia.	Sutura. Por ejemplo neumorrafia: sutura del pulmón.
— ragia.	Extravasación. Por ejemplo hemorragia.

TÉRMINOS ESPECÍFICOS

— LEGRADO	Raspado con instrumentos cortantes.
— TREPANAR	Abrir una cavidad, en particular la craneal.
— ENUCLEACIÓN.	Extirpación de un tumor encapsulado o del ojo.

1. Para leer y comprender

a) Responda a las siguientes preguntas:

1. ¿Con qué dependencias comunica directamente el quirófano? _____
   _____

2. ¿Cómo o en qué posición se debe colocar al paciente después de operarlo? _____
   _____

3. ¿Qué finalidad tiene el levantamiento precoz? _____
   _____

4. ¿Qué es rinoplastia? _____

5. ¿Qué es un quirófano séptico? _____

6. ¿Qué es la enucleación? _____

7. ¿Por qué son redondos u ovales los quirófanos? _____
   _____

b) ***Relacione los términos de la columna A con las definiciones de la columna B.***

A

1. neumopexia
2. rinorragia
3. toracocentesis
4. Traqueotomía
5. Rinoplastia
6. Neurorrafia
7. gastroscopia

B

a) sutura de un nervio
b) comunicación de la tráquea con el exterior
c) fijación del pulmón a la pared torácica
d) hemorragia por la nariz
e) punción del tórax
f) visualización del estómago por endoscopia
g) cirugía plástica de la nariz (o reparación)

c) ***Explique o defina:***

— vigilancia _____
— meteorismo _____
— retención de orina _____
— sala de esterilización _____
— antequirófano o antesala del quirófano _____
— vestuario de enfermeras _____
— sala de estar_____
— sala de lavabos _____
— zona o área restringida _____

2. *Para hablar*

a) ***Por parejas: expliquen como ir:***

— Del quirófano C a la sala de estar de enfermeras.
— Del quirófano A a la sala de esterilización.
— De la sala de despertar a la sala de rayos X.
— Del quirófano B al vertedero.
— De la sala de estar de los médicos a la sala de rayos X.
— Del almacén al depósito de instrumental.

b) ***Por parejas: un alumno es el paciente al que le han hecho una laparotomía, hace dos días; otro alumno es el enfermero y debe explicar al paciente cómo debe hacer los ejercicios y la importancia que estos tienen para su recuperación, aunque la herida le moleste.***

c) ***En grupos de cuatro: preparen una conversación telefónica con el servicio de admisión del hospital traumatológico. Se trata de averiguar en qué habitación está ingresado un familiar suyo que llegó por urgencias para ser operado de una fractura abierta de tibia. Después pueden llamar a la enfermera de la planta donde esté ingresado para interesarse por su estado de salud.***

3. *Para practicar*

a) *Escriba algunas notas dando explicaciones a diversas reclamaciones utilizando estos motivos:*

1. Contaminación del quirófano por bacilo piociánico.
2. El cirujano ha tenido un accidente de tráfico cuando venía al hospital.
3. Huelga del personal de lavandería.
4. El enfermero del turno de tarde no ha preparado al paciente para la operación.
5. La llegada a urgencias de gran número de heridos en un accidente de carretera.
6. Descoordinación entre servicios.
7. Servicio de admisión en huelga.

b) *Complete las frases con el tiempo correspondiente de los verbos ser/estar.*

1. El Dr. Ureña, anestesista, _____ en el quirófano C.
2. Las enfermeras circulantes _____ las que ayudan a las enfermeras instrumentistas.
3. Los padres del enfermo de la cama 8.015 _____ en la sala de espera.
4. El Dr. Ríos _____ cirujano plástico.
5. El quirófano debe _____ perfectamente limpio antes de las operaciones.
6. Meteorismo _____ una acumulación de gases en el intestino.
7. El instrumental quirúrgico _____ estéril.
8. La enfermera de la planta 7.ª dijo que el enfermo _____ preparado.
9. _____ en la sala de reanimación porque me acaban de operar de apendicitis.
10. El tensiometro _____ estropeado y no puedo tomar la presión arterial.

c) *Escriba los sustantivos que corresponden a los siguientes verbos con su correspondiente artículo:*

a) operar _____
b) preparar _____
c) tomar _____
d) abrir _____
e) cerrar _____
f) esterilizar _____
g) desinfectar _____
h) retener _____
i) usar _____
j) cambiar _____
k) sustituir _____
l) corregir _____
m) enuclear _____
n) trepanar _____

4. Y para terminar

a) *Ponga la acentuación, puntuación y las mayúsculas en el siguiente informe del alergólogo:*

srta. julia prieto balaguer

resumen de la historia clinica

paciente de 24 años de edad que desde hace 3 años presenta episodios de obstruccion nasal estornudos en salvas y rinorrea sintomatologia que se presenta especialmente en los periodos de polinizacion

exploracion

los test cutaneos de hipersensibilidad inmediata han sido positivos a polenes de graminea y olea y negativos al resto de los inhalantes comunes ambientales resto de la exploracion normal

b) *Relacione las formas farmacéuticas de la columna 1 con las vías de administración de la columna 2.*

a)	vial	1)	vía conjuntival
b)	comprimido	2)	vía inhalatoria
c)	pomada/ungüento	3)	vía oral
d)	supositorio	4)	vía parenteral
e)	colirio	5)	vía tópica
f)	aerosol	6)	vía oral
g)	jarabe	7)	vía rectal

7

Servicio de traumatología

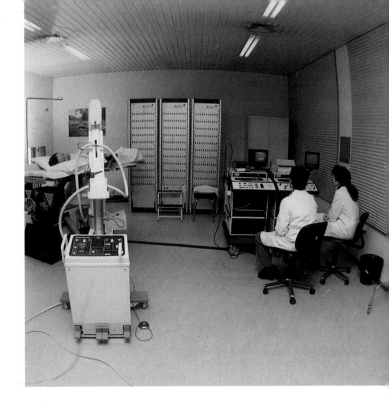

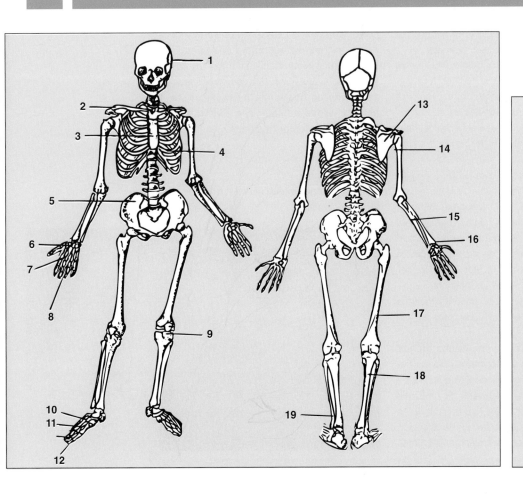

EL ESQUELETO

1. Cráneo.
2. Clavícula.
3. Esternón.
4. Costillas.
5. Ilíaco.
6. Carpo.
7. Metacarpo.
8. Falanges.
9. Rótula.
10. Tarso.
11. Metatarso.
12. Falanges.
13. Omóplato.
14. Húmero.
15. Cúbito.
16. Radio.
17. Fémur.
18. Tibia.
19. Peroné.

MEDICINA LABORAL

Muñecas de goma

Pros y contras de la hipermovilidad articular en los músicos

MARIA FRAMIS

NICOLO Paganini tocaba magistralmente el violín. Además de sus cualidades como instrumentista y de la forma de interpretar que le caracterizaba, tenía, al parecer, una condición física muy especial. Sus colegas le admiraban por la facilidad con la que llegaba con su mano izquierda a abarcar hasta un total de tres octavas.

Según las crónicas de entonces —Paganini murió en el año 1840— el violinista era capaz de tocar con la uña del dedo pulgar de su mano izquierda la parte posterior de esa misma mano. Una cualidad conocida con el nombre de hipermovilidad articular que confiere una mayor laxitud a las articulaciones y que puede significar una gran ventaja a la hora de realizar determinadas profesiones, entre ellas la de violinista.

Una ventaja no sólo limitada a una mayor habilidad y precisión a la hora de tocar un determinado instrumento, sino capaz de proteger a los profesionales de los inconvenientes físicos que tiene el hecho de estar muchas horas diarias forzando las dos muñecas.

Según un reportaje que publica hoy la revista *New England Journal of Medicine,* en los músicos que tocan fundamentalmente instrumentos como la faluta, el violín o el piano y tienen, además, hipermovilidad articular, la incidencia de molestias y lesiones secundarias a la profesión es menor que la existente entre los pianistas, violinistas o flautistas que no tienen semejante laxitud tanto en sus muñecas como en sus codos.

El trabajo, ralizado por reumatólogos estadounidenses y suecos, estudió las características articulares de 660 estudiantes de la Escuela de Música de la empresa Eastman en Rochester, Nueva York, y las relacionaron con la frecuencia de aparición de signos y síntomas articulres, algo más frecuentes entre los músicos que entre el resto de la población.

Mientras sólo el 5% de los alumnos de la Escuela de Música con hipermovilidad articular referían problemas o tuvieron signos de patología articular, hasta el 18% de aquéllos con muñecas menos flexibles se quejaron de molestias en las muñecas o, incluso, de agarrotamiento de las mismas. Sin embargo, el tener hipermovildad en otras articulaciones, además de en las muñecas y en los codos, puede resultar un inconveniente más que una ventaja.

Porque algunos de los que mostraban laxitud en las rodillas o la columna se quejaron de sufrir dolores en esas zonas con más frecuencia que los que tenían esas articulaciones menos móviles.

La hipermovilidad existente en algunas articulaciones del cuerpo es una ventaja para los que tocan con frecuencia un determinado instrumento. Por eso es bastante comprensible que, entre los músicos, la hipermovilidad articular sea mucho más frecuente que entre personas que tienen otra profesión.

(EL MUNDO, 7-X-93)

Una muñeca hipermóvil: el dedo pulgar en el dorso de la mano.

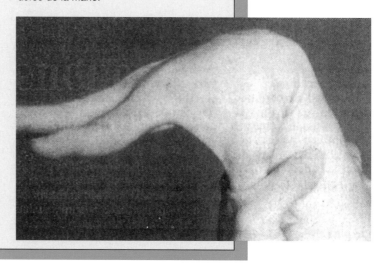

1. *Para leer y comprender*

a) *Tome notas y conteste:*

1. ¿Qué tipo de hueso es el occipital?
2. ¿En qué se diferencia un hueso corto de uno plano?
3. El metatarso ¿está en el mano o en el pie?
4. ¿Qué nombre reciben los huesos de las extremidades superiores?
5. ¿Cuántos pares de costillas verdaderas tiene el hombre?
6. ¿Cómo se llama el armazón que sirve de soporte al cuerpo?
7. ¿En qué partes se divide la columna vertebral?
8. ¿Cómo se llaman los huesos del cráneo?

b) *Escoja la opción correcta entre las tres propuestas:*

1. Las vértebras son huesos:
   a) Planos.
   b) Cortos.
   c) Irregulares.

2. Los órganos duros que forman el esqueleto son:
   a) Huesos.
   b) Músculos
   c) Articulaciones.

3. La hipermovilidad articular para los músicos es:
   a) Un inconveniente.
   b) Una ventaja.
   c) Una condición.

4. Entre los estudiantes que no tenían laxitud articular algunos se quejaron de molestias en las muñecas:
   a) El 30 %.
   b) El 18 %.
   c) El 5 %.

5. La laxitud de la columna vertebral produce:
   a) Dolor en la columna.
   b) Dolor en las muñecas.
   c) Dolor en los tobillos.

6. La hipermovilidad articular es más frecuente entre:
   a) Los oftalmólogos.
   b) Los músicos.
   c) Los escritores.

7. Paganini tocaba:
   a) El piano.
   b) El violín.
   c) La flauta travesera.

2. Para hablar

a) Comenten las ventajas que presenta la hipermovilidad articular en las muñecas frente a los inconvenientes que tiene dicha hipermovilidad en otras articulaciones como la columna vertebral.

b) En grupos: hagan un esquema de los huesos que corresponden al cráneo, tórax, abdomen y extremidades y traten de localizar los distintos tipos de articulaciones.

c) Por parejas preparen un debate razonando la veracidad o falsedad de las ventajas que ofrece la pulsera del anuncio. Después hagan una puesta en común con el resto de los alumnos.

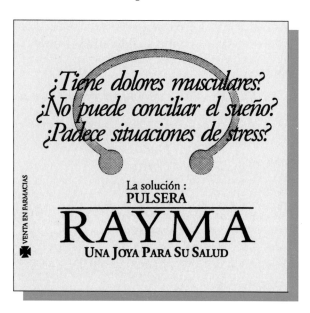

3. Para practicar

a) Defina las siguientes especialidades médicas como en el ejemplo:

Ej.: Traumatología.- Estudio de las lesiones traumáticas del aparato locomotor.

— dermatología
— ginecología
— cirugía
— geriatría
— neurología

— neumología
— hepatología
— radiología
— gastroenterología
— cardiología

b) Piense y a continuación exprese por escrito lo que haría o diría en las siguientes situaciones:

1. Ha tropezado con el esqueleto de la clase de anatomía, éste se ha caído al suelo y se le ha soltado un brazo...
2. Le piden que pague la reparación del brazo del esqueleto...
3. Usted trabaja en el Hospital 12 de Octubre; en su servicio está ingresada una persona muy famosa y usted tiene que impedir la entrada de los periodistas...
4. Una mañana, cuando se dirige a su trabajo, encuentra en la calle a una persona desconocida que se ha caído al suelo y se ha roto una pierna...

5. Quiere pedir un aumento de sueldo en su empresa...
6. Le ha tocado el premio gordo en la lotería, en el número que compraron en común sus compañeros de planta...

c) **Conteste por escrito, afirmativa y negativamente, a las siguientes preguntas:**

1. ¿Te has caído?
2. ¿Cuándo vendrás a verme?
3. ¿Le traigo las radiografías?
4. ¿Tiene usted cita con el doctor?
5. ¿Has desayunado esta mañana?
6. ¿Te han puesto la escayola?
7. ¿Llegará pronto el anestesista?

4. Y para terminar

a) **Busque el significado de los términos siguientes:**

— hipermovilidad_____
— cualidad _____
— ventaja _____
— limitada_____
— agarrotamiento _____

— síntoma_____
— admirar_____
— crónico_____
— habilidad _____
— precisión_____

b) **Lea el anuncio y explíqueselo a un compañero.**

1. ¿Qué solicitan los Laboratorios Madaus Cerafarm, S.A.?
2. ¿Para qué ciudades?
3. ¿Qué requisitos deben cumplir los candidatos?
4. ¿Qué tipo de contrato ofrecen?
5. ¿Qué tipo de salario?
6. ¿Qué hay que enviar para solicitar el puesto?

c) **Haga una nota en la que resuma sus planes para este fin de semana.**

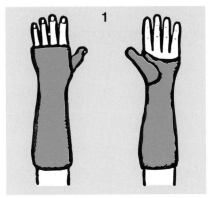

Vendaje enyesado de antebrazo.

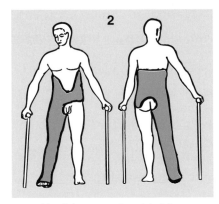

Vendaje enyesado pelvipédico.

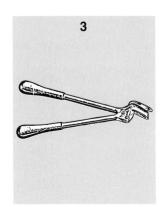

Cizalla para quitar escayolas.

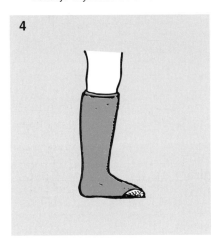

Vendaje enyesado de pierna y pie.

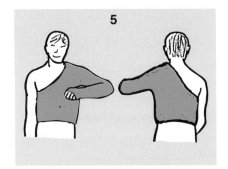

Vendaje enyesado toracobraquial.

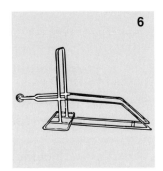

Férula de Braun.

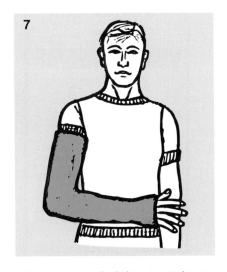

Vendaje enyesado de brazo y antebrazo.

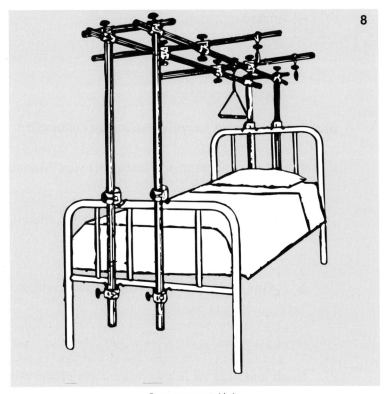

Cama traumatológica.

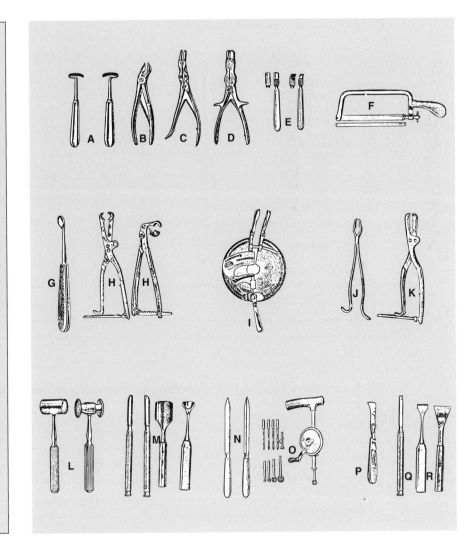

INSTRUMENTAL DE TRAUMATOLOGÍA

A. Periostótomo costal de Doyen.

B. Cizalla de Horsley.

C y D. Gubias de doble articulación de Stille.

E. Periostótomos o legras de Farabeuf.

F. Sierra manual.

G. Cucharilla de Volkmann.

H. Gatillos para huesos.

I. Retractor de Percy para amputaciones.

J y K. Gatillos para huesos.

L. Martillos.

M. Gubias de diversos tipos.

N. Cucharillas de amputación.

O. Perforador de manivela con sus perforadores y fresas.

P. Periostótomo de Lambotte.

Q. Escoplos o cinceles.

1. Para leer y comprender

a) Responda verdadero o falso a las siguientes preguntas:

	V	F
1. La cama que aparece en el dibujo número ocho es una cama especial para quemados		
2. Los periostótomos sirven para cortar el periostio		
3. La férula de Braun se utiliza para reducir fracturas de fémur		
4. El dibujo número cuatro muestra una escayola de tórax y abdomen		
5. La escayola del dibujo número siete sirve para reducir fracturas de clavícula		
6. Las gubias sirven para separar o cortar trozos de hueso		
7. En el dibujo número uno podemos ver una escayola de antebrazo		
8. El periostio es la capa más interna del hueso		

95

b) **Ponga los nombres al instrumental.**

1. _____
2. _____
3. _____
4. _____

5. _____
6. _____
7. _____
8. _____

c) **Explique, con ayuda del diccionario, para qué sirven los siguientes instrumentos:**

— gubia_____
— legra o periostótomo _____
— martillo _____
— gatillo para hueso _____
— cizalla _____
— pinza-gubia _____
— sierras manuales _____
— cucharilla de amputación_____

2. Para hablar

a) **Por parejas, preparen un debate sobre las vitaminas que son necesarias para el correcto desarrollo de los huesos, en qué alimentos se encuentran y la importancia que tiene el sol para sintetizar la vitamina D. Después expónganlo al resto de la clase.**

b) **Comenten, por parejas, las incomodidades que plantea llevar puesta una escayola durante 15 días.**

c) **Por parejas, traten de localizar en el esqueleto del apartado A las articulaciones que conocen.**

3. Para practicar

a) Complete las siguientes frases con las preposiciones adecuadas:

1. Silvia Vallejo López se ha matriculado _____ una academia muy conocida _____ obtener el título _____ auxiliar _____ clínica.
2. Las articulaciones _____ los dedos son las que más se deforman _____ la artrosis.
3. La semana próxima asistiremos _____ un curso _____ los últimos avances _____ la cirugía _____ la columna vertebral, organizado _____ el Colegio _____ Médicos _____ Madrid.
4. _____ el transcurso de los últimos años se ha avanzado considerablemente _____ el tratamiento _____ las enfermedades _____ los huesos.
5. Los periostótomos se utilizan _____ cortar el periostio _____ los huesos.
6. La osteoporosis es una enfermedad _____ los huesos producida _____ la falta _____ calcio.

b) Complete las siguientes frases con el presente de indicativo o subjuntivo, según corresponda.

1. El traumatólogo me _____(quitar) hoy la escayola porque ya tengo curada la fractura de tibia.
2. Me _____ (avisar) de la oficina de empleo para que mañana _____(empezar) a trabajar en el Hospital Clínico sustituyendo a una enfermera que está de baja por maternidad.
3. El Dr. Fernández _____(opinar) que, el paciente de la cama 7.421, quizá sólo _____(necesitar) una férula de Cramer.
4. Las arterias _____(servir) para llevar a las células la sangre oxigenada en los pulmones.
5. El enfermo de la cama 2.019 no _____(poder) levantarse porque _____(tener) las dos piernas fracturadas a consecuencia del accidente que sufrió el jueves.
6. Me _____(llamar) de la clínica ortopédica para que _____ (ir) en cuanto pueda a probarme el corsé de Abbott.

4. Y para terminar

a) Escriba las abreviaturas correspondientes:

a) intramuscular _____
b) intravenoso_____
c) caducidad _____
d) vía oral _____
e) líquido cefalorraquídeo_____
f) doctor_____
g) teléfono _____
h) tratamiento _____
i) ácido ribonucleico _____
j) electrocardiograma_____

b) **Explique a qué equivalen ello y lo *en las frases siguientes:***

1. El paciente no ha tomado la medicación; por *ello* no ha notado mejoría alguna.
2. En cuanto llegó al servicio de urgencias *lo* escayolaron.
3. *Lo* mejor de este medicamento es su eficacia.
4. Alguien tiene que tomar esta decisión; haz*lo* tú.
5. Fernando Blanco tiene baja la cifra de hierro, por *ello* presenta un cuadro de anemia ferropénica.

C CIRUGÍA

Sin cicatrices y sin dolores

Las artroscopias han duplicado la cirugía en articulaciones

ELENA CASTELLÓ. **Madrid**

Ildefonso tiene 19 años y es jugador de baloncesto. Hace unos días tuvo que pasar por el quirófano por culpa de la lesión que un mal paso en la cancha le ocasionó en su rodilla derecha. Su experiencia en la mesa de operaciones, sin embargo, se asemejó más a «un viaje aluciante», como la describió su cirujano, que a una intervención quirúrgica.

Consciente en todo momento, pudo seguir a través de un monitor todas las evoluciones del bisturí en el interior de su pierna mientras las comentaba con el médico. Esa misma tarde, el joven se marchó a su casa por su propio pie y en unos pocos días podrá volver a la cancha como si tal cosa. Sin cicatrices y apenas sin molestias.

La intervención a la que se sometió Ildefonso es una artroscopia, una técnica quirúrgica mediante endoscopio que ha experimentado un espectacular aumento en la última década en España. La cirugía endoscópica es común en las intervenciones de vesícula, próstata, laringe, bronquios y en el aparato digestivo, tanto como método de exploración y diagnóstico como en cirugía reparadora, pero es probablemente en las articulaciones donde ha mostrado una mayor efectividad como técnica de cirugía no invasiva, duplicando el número de operaciones en los últimos cinco años.

«Su ventaja indudable es que permite ralizar, en una misma intervención y con total fiabilidad, el diagnóstico y la reparación, sin necesidad obligatoria de pruebas previas como la resonancia magnética, lo que reduce tiempo y costes», explica Javier Vaquero, uno de los pioneros de esta técnica en España y jefe de Sección de Cirugía de Rodilla y Artroscopia del Hospital Canto Blanco, dependiente del Gregorio Marañón de Madrid. «Esto y el hecho de reducir a unas pocas horas la hospitalización de intervenciones que antes requerían entre 20 y 30 días de ingreso ha hecho que su demanda se dispare, sobre todo en pacientes mayores que antes no se atrevían a pasar por el quirófano», añade.

En la actualidad, es la intervención quirúrgica más frecuente en el mundo. En España se realizan cada año alrededor de 150.000

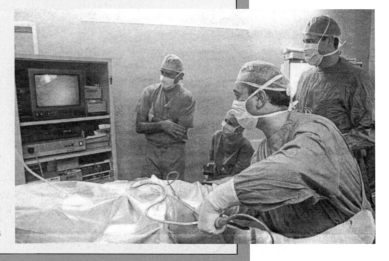

Operación de artroscopia en la clínica Ruber Internacional de Madrid

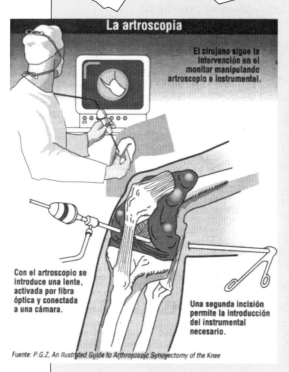

La artroscopia

El cirujano sigue la intervención en el monitor manipulando artroscopio e instrumental.

Con el artroscopio se introduce una lente, activada por fibra óptica y conectada a una cámara.

Una segunda incisión permite la introducción del instrumental necesario.

Fuente: P.G.Z, An Ilustrated Guide to Arthroscopic Synovectomy of the Knee

su otra rodilla la mantuvo nueve días hospitalizada y sometida a rehabilitación durante tres meses. En su segunda operación salió caminando.

La intervención se realiza con anestesia epidural, «que nos permite confirmar diagnósticos con la ayuda del propio paciente», señala Alfonso del Corral, especialista en cirugía ortopédica y traumatología de la clínica Ruber Internacional, y jefe médico del equipo de baloncesto del Real Madrid.

Dos pequeñas incisiones, de apenas un centímetro, a cada lado de la rodilla permiten la introducción del instrumental y de una lente conectada a una cámara y activada por fibra óptica que traslada las imágenes a un monitor en el que se visualiza la intervención. La circulación sanguínea se interrumpe en la zona intervenida para permitir una perfecta visibilidad. Un circuito de suero asegura un lavado permanente de la zona, arrastrando cualquier germen o partícula de tejido o hueso, lo que disminuye drásticamente la tasa de infecciones, uno de los riesgos más importantes en la cirugía de articulaciones: una por cada 10.000 intervenciones, frente al 3% en la cirugía convencional. Dos suturas cutáneas o un punto bastan para cerrar las incisiones, explica del Corral.

«No se trata tampoco de eliminar la cirugía convencional», continúa del Corral. «En muchos casos es inevitable, como en la cadera, en la que la artroscopia no supone una ventaja evidente», señala este especialista. «Operamos un poco como los toreros: mirando al tendido», añade Vaquero, «lo que al principio desorientaba a muchos cirujanos, acostumbrados a mirarnos las manos».

(EL PAÍS, 22-XI-93)

operaciones, más del 75% en la rodilla, para reparar, sobre todo, roturas de menisco. En Canto Blanco, se practican entre 10 y 12 artroscopias a la semana, y la lista de espera, la más amplia con la de prótesis de cadera, cuenta con alrededor de 300 pacientes.

Una paciente operada hace dos semanas de menisco corrobora la diferencia entre la artroscopia y la cirugía articular convencional: hace cinco años, la misma lesión en

1. Para leer y comprender

a) Responda a las siguientes preguntas:

1. ¿En qué consiste la intervención descrita en el artículo?
2. ¿Cómo estaba Ildefonso durante la operación?
3. ¿En qué partes del cuerpo ha demostrado mayor efectividad la artroscopia?
4. ¿Cuál es la ventaja indudable de esta técnica?
5. ¿Con qué tipo de anestesia se realiza la intervención?
6. ¿Cuáles son las diferencias fundamentales entre la cirugía convencional y este tipo de intervención?
7. ¿Cuántas artroscopias se realizan al año en España?

b) **Explique el significado de las siguientes palabras:**

— espectacular _____   — reparación_____

— década_____   — pionero _____

— terapia_____   — especialista _____

— duplicar_____   — drástico _____

— indudable _____   — convencional_____

c) **Dé su propia explicación acerca de estas expresiones:**

1. Tener que pasar por el quirófano.
2. Un mal paso.
3. Volver a la cancha como si tal cosa.
4. Experimentar un espectacular aumento.
5. Con total fiabilidad.
6. Reducir tiempo y costes.
7. Corroborar la diferencia.
8. Disminuir drásticamente.

2. *Para hablar*

a) **Por parejas: comenten la operación a que ha sido sometido Ildefonso.**

b) **En grupos: preparen un debate sobre las ventajas e inconvenientes de la cirugía endoscópica. Después expónganlo al resto de los alumnos.**

c) **Por parejas: traten de localizar los órganos y articulaciones que se mencionan en el texto de prensa, en el esqueleto del apartado A.**

d) **Por parejas: uno de ustedes tiene una rotura de menisco y va a ser operado mediante artroscopia. Preparen la conversación con el cirujano para disipar las dudas que tenga el paciente.**

3. *Para practicar*

a) **Coloque el acento en las palabras que lo necesiten razonando el porqué y a continuación separe las sílabas que forman cada palabra.**

1. hipocalorico _____
2. realizar _____
3. termolabil_____

4. proteinas_____

5. diagnostico _____

6. cirugia _____

7. intervencion _____

8. anestesia _____

9. quirofano _____

10. control_____

b) **Relacione las palabras de la columna A con los sinónimos de la columna B:**

<table>
<tr><td>**A**</td><td>**B**</td></tr>
<tr><td>1. interior</td><td>a) indiscutible</td></tr>
<tr><td>2. volver</td><td>b) petición</td></tr>
<tr><td>3. experimentar</td><td>c) confirmar</td></tr>
<tr><td>4. reparación</td><td>d) interno</td></tr>
<tr><td>5. indudable</td><td>e) probar</td></tr>
<tr><td>6. reducir</td><td>f) detener</td></tr>
<tr><td>7. demanda</td><td>g) regresar</td></tr>
<tr><td>8. ampliar</td><td>h) arreglo</td></tr>
<tr><td>9. corroborar</td><td>i) aumentar</td></tr>
<tr><td>10. interrumpir</td><td>j) disminuir</td></tr>
</table>

c) **Redacte una frase con cada uno de los adjetivos siguientes:**

— óseo
— disponible
— postoperatorio
— trepanado
— abierto

— cardiológico
— arterial
— venoso
— respiratorio
— dorsal

4. Y para terminar

a) **En grupos: un miembro del grupo representa por medio de mímica las acciones que realizaría en su trabajo ideal (o en el trabajo de sus sueños). Los demás intentarán averiguar de qué trabajo se trata, para ello podrán hacer hasta 20 preguntas a las que sólo podrá responder sí o no.**

Para ayudar a empezar el juego

- En su trabajo debe usted...
  — ¿Relacionarse con mucha gente?
  — ¿Tener una cualificación especial?
  — ¿Hablar una lengua extranjera?

— ¿Dar órdenes a otros?
— ¿Llevar un uniforme?
— ¿Conducir un coche?

● Trabaja usted...
  — ¿En una oficina?
  — ¿En un edificio grande?
  — ¿En su casa?
  — ¿Con un horario de ocho horas?
  — ¿Durante el fin de semana?
  — ¿Con muchas personas?

● Usted debe ser...
  — ¿Joven?
  — ¿Paciente?
  — ¿Psíquicamente fuerte?
  — ¿Ordenado?
  — ¿Ambicioso?
  — ¿Enérgico?
  — ¿Comprensivo?

b) *Una vez averiguado el trabajo, completen las siguientes frases que lo caracterizan:*

— Para ser _____   hace falta ser _____
— Para ser _____   hace falta tener _____
— Para ser _____   debe ser usted capaz de _____
— Para ser _____   debe ser usted bueno en _____
— Para ser _____   debe estar preparado para_____
— Para ser _____   usted necesita _____

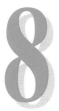

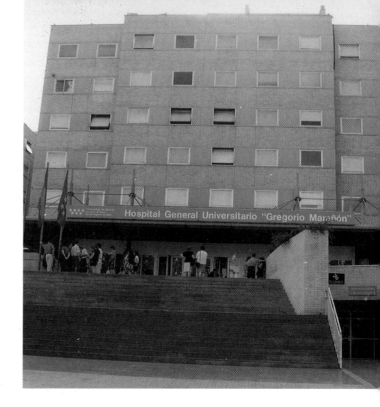

Gerontología

| A | **GERIATRÍA** |

NEUROLOGÍA

Oscura demencia

Polémica sobre las causas del Alzheimer

La conversación se dearrolló en un ambiente muy cargado. Muchos interses, esperanzas e ilusiones estaban en juego. El tema: la enfermedad de Alzheimer, el escenario: la Reunión de la Sociedad Americana de Neurobiología hace unas pocas semanas en la ciudad de Washington.

El revuelo estuvo provocado por las últimas investigaciones presentadas por miembros de la Universidad de Duke, cuyos resultados trataban de explicar el porqué de la enfermedad. Allen Roses y Warren Strittmatter, los neurocientíficos implicados en el descubrimiento, creeen que la mayor parte de los enfermos con Alzheimer tiene un defecto genético marcado.

Son aquellas personas cuyos genes, equivocadamente, codifican una proteína: la ApoE4, en detrimento de la que deberían tener: la ApoE3.

Mientras recientemente se publicó en *The Lancet* que era la ApoE4 —cuando existía— la directamente responsable del daño neuronal de los enfermos con Alzheimer, los expertos de Duke, por el contrario, opinan que es la falta de la ApoE3 la causa del deterioro del cerebro.

Según han podido constatar los investigadores en el tubo de ensayo del laboratorio, cuando no hay existencia de la ApoE3, los microtúbulos de las conexiones interneuronales se deterioran con el tiempo. Porque, al parecer, sin esa proteína no es posible que otra —la tau— consiga estabilizar las finas estructuras de los microtúbulos del interior del cráneo.

Opiniones contrarias

La declaración, naturalmente, levantó la polémica entre muchos neurólogos que apenas entendían como podían existir tantas teorías difrentes acerca de la causa del Alzheimer.

Hasta ahora, la culpa del Alzheimer la tenía la existencia excesiva de una proteína: la beta-amiloide. Si las investigaciones de Roses y Strittmatter fueran ciertas habría que replantearse la enfermedad de otra manera.

Entre otras cosas porque la orientación terapéutica del futuro sería muy distinta. Es difrente conseguir una molécula que bloquee los efectos de la ApoE4, que tratar a los enfermos con fármacos similares a la ApoE3 defectuosa. Roses, convencido de sus resultados, está seguro de que sus experiencias están bien encaminadas.

Algunos colegas suyos, sin embargo, le acusan de ser un tanto visionario y le tachan de científicamente irresponsable, al alimentar falsas esperanzas. Pero por otra parte, hay quien opina que en Ciencia es bueno que, de vez en cuando, alguien se levante seriamente contra la ortodoxia, contra lo establecido.

El Alzheimer es una enfermedad muy seria, que lleva camino de convertirse en uno de los más importantes problemas de salud que tendrá la población dentro de unos años.

Con el progresivo aumento de la edad de toda la población de los países desarrollados aumentará, también, el número de ancianos con el cerebro enfermo.

Sea la beta-amiloide u otra proteína, sean los traumatismos cerebrales, la genética o la alimentación, el caso es que los científicos deben encontrar algo que controle la plaga que amenaza a la sociedad entera. Investigar las razones de la enfermedad, encontrar un modelo animal que permita entender de verdad qué es lo que pasa en las neuronas de este tipo de enfermos se ha converitdo en una prioridad inexcusable. Como lo es el cáncer, el sida o las enfermedades cardiovasculares.

(EL MUNDO, 25-XI-93)

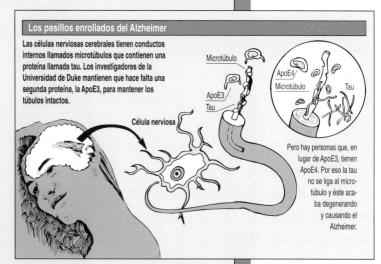

Los pasillos enrollados del Alzheimer

Las células nerviosas cerebrales tienen conductos internos llamados microtúbulos que contienen una proteína llamada tau. Los investigadores de la Universidad de Duke mantienen que hace falta una segunda proteína, la ApoE3, para mantener los túbulos intactos.

Microtúbulo

ApoE4/ Microtúbulo Tau

ApoE3/ Tau

Célula nerviosa

Pero hay personas que, en lugar de ApoE3, tienen ApoE4. Por eso la tau no se liga al microtúbulo y éste acaba degenerando y causando el Alzheimer.

1. Para leer y comprender

a) Tome notas y conteste:

1. ¿A qué se refiere el autor del artículo con el título «oscura demencia»?
2. ¿Qué proteína contienen los microtúbulos?
3. ¿Por qué se «organizó un gran revuelo» con las declaraciones de los investigadores de la Universidad Duke?
4. ¿Cuál es la función de la proteína ApoE3?. ¿Dónde se encuentra?
5. ¿Por qué motivo es tan importante la investigación sobre el Alzheimer?

b)   **Explique las siguientes frases:**

— .... se desarrolló en un ambiente muy cargado.
— .... levantó la polémica.
— .... le acusan de ser visionario.
— .... científicamente irresponsable.
— .... contra la ortodoxia.
— .... una prioridad inexcusable.
— .... lleva camino de convertirse.
— .... alimentar falsas esperanzas.

c)   **Responda: ¿a qué profesional consultaría en caso de...?**

— Una fractura de cadera _____
— Una erupción en la mano _____
— Siente molestias al orinar _____
— Problemas digestivos _____
— Pérdida de memoria_____
— Taquicardia _____
— Ve mal de lejos _____
— Tiene problemas al respirar _____
— Se ha puesto amarillo_____

2.   *Para hablar*

a)   **Preparen, por parejas, el diálogo con un señor de 63 años, que tiene molestias al orinar, al que deben convencer de la necesidad de ir al médico para evitar complicaciones como el cáncer de próstata.**

b)   **En grupos: hagan un resumen de las distintas teorías que se exponen en el artículo «oscura demencia» sobre la causa de la enfermedad de Alzheimer. Después preparen un debate planteando la necesidad de continuar las investigaciones sobre las distintas teorías existentes acerca de la causa de ésta enfermedad y de la elevación del número de enfermos, como consecuencia del aumento de la edad de la población.**

c)   **En grupos: hagan una lista de los principales problemas psicológicos y sociales que tienen las personas ancianas (p. ej.: aislamiento, problemas económicos...) y qué actividades se pueden organizar dirigidas especialmente para ellos.**

d)   **En grupos, enumeren las enfermedades más típicas de la vejez (cataratas, osteoporosis...).**

3. Para practicar

a) Forme los sustantivos a partir de los siguientes verbos:

a) conversar _____
b) desarrollar _____
c) provocar _____
d) investigar _____
e) descubrir_____
f) informar _____

g) enfermar _____
h) dañar _____
i) existir_____
j) orientar _____
k) acusar_____
l) recomendar_____

b) Redacte una frase con cada uno de los siguientes adjetivos:

— cargado
— excepcional
— imprescindible
— agradable
— oportuno
— atractivo

— especial
— instantáneo
— saludable
— interesante
— hipocalórico
— desagradable

c) Termine estas frases explicando su intención:

1. Precisamente, iba a _____
2. La semana próxima vamos a _____
3. Ahora mismo voy a_____
4. Usted dijo la semana pasada que iba a _____
5. Creo que van a_____
6. En este momento íbamos a _____

d) Compare las ventajas e inconvenientes de algunas profesiones relacionadas con la salud, ayudándose de los términos que le dan.

1. Las enfermeras necesitan tener {más, menos, igual} paciencia que las auxiliares.
2. La profesión de médico exige {más, menos, igual} años de estudio que la de A.T.S.
3. Los ancianos necesitan comer {más, menos, igual} que los jóvenes.
4. El número de ancianos en el año 2000 será {mayor, menor, igual} que en 1960.
5. Los tratamientos geriátricos son {más, menos, igual} de costosos que los de la infancia.

4. Y para terminar.

a) Escriba un texto breve explicando cómo sería para usted la vejez ideal.

b) ***Busque las palabras derivadas de:***

a) escocer
b) origen
c) agonía

d) discutir
e) orientación
f) investigar

c) ***Complete las frases siguientes con el adjetivo más adecuado.***

1. El boletín informativo del hospital le proporcionará una _____ información.
2. Los últimos avances en el campo de la informatización hospitalaria son muy
    _____
3. El sistema inmune es _____ para proteger al hombre de las infecciones.
4. Las fracturas abiertas requieren un tratamiento _____
5. El ambiente en los hospitales debe ser _____ y _____

B CUIDADOS ESPECIALES

> Manuela López y Darío Martín, dos ancianos, viven en el mismo barrio, recogen a sus nietos a la salida del colegio e incluso coincidieron en un viaje del INSERSO en Benidorm.

Darío.	Hola Manuela, buenas tardes, ¿qué tal está?
Manuela.	Buenas tardes, Darío. Muy bien, ¿y usted?
Darío.	Bien, pero hoy la artrosis me tiene bastante baldado, voy a dar un paseo ahora cuando deje a mis nietos en casa, ¿me acompaña?
Manuela.	Le acompaño encantada, con la tarde tan buena que ha quedado, me apetece mucho pasear. Dejo a mis nietos en casa y nos vemos aquí mismo dentro de quince minutos, ¿de acuerdo?
Darío.	De acuerdo, Manuela.
	.... 15 minutos más tarde.
Manuela.	Bueno, ya estoy aquí; dispuesta a dar un paseo, ¿vamos?
Darío.	Sí, vamos por esa calle hacia el parque... Tendrá que andar un poco más despacio, las rodillas me duelen mucho.
Manuela.	Ah, lo siento, andaré más despacio... ¿está bien así?
Darío.	Sí, gracias. Por cierto, ¿ha oído hablar del nuevo servicio que ha creado el Ayuntamiento para nosotros?
Manuela.	Pues no, no he oído nada, ¿en qué consiste?
Darío.	Se llama «telealarma» y es un avisador que conecta el teléfono con una central de emergencia para pedir ayuda en caso de que nos pase algo a los que vivimos solos.

Manuela.	Me parece una idea excelente, pero seguro que es un aparato enorme e incomodísimo y además difícil de accionar cuando haga falta.
Darío.	No, que va; es un aparatito pequeño, como un medallón o un reloj de pulsera que se puede llevar puesto y se acciona fácilmente. Por ejemplo, si usted está en la cocina y se cae (¡Dios no lo quiera!), entonces lo acciona. Rápidamente viene una ambulancia con un médico y si hace falta la llevan a un hospital o la atienden en casa.
Manuela.	Es fantástico, ya iba siendo hora de que alguien hiciera algo para ayudarnos. A mis hijos les preocupa muchísimo si me caigo en casa y no puedo avisarlos, así el problema está solucionado. Pero, claro, eso será carísimo y con mi pensión...
Darío.	¡Qué va!, se paga una cuota anual en función de la pensión de cada uno; está financiado por el INSERSO y no sale nada caro. Además, ponía en el periódico donde lo leí, que no hay listas de espera, ¿qué le parece si vamos a solicitarlo mañana mismo?
Manuela.	Muy bien, pero creo que debería consultarlo antes con mis hijos. Si esta noche los encuentro en casa y se lo digo, mañana le aviso a usted por teléfono y quedamos para ir a solicitarlo.
Darío.	De acuerdo. Por fin hemos llegado, ¿nos sentamos un ratito en aquel banco que está al sol?
Manuela.	Sí, yo ya empiezo a estar cansada.

1. Para leer y comprender

a) Escoja la respuesta correcta entre las tres propuestas:

1. ¿Qué es la telealarma?:
    a) Un dispositivo de aviso conectado al televisor.
    b) Un avisador conectado al teléfono de una central de emergencia.
    c) Un aparato que emite un pitido cuando el anciano pierde el conocimiento.

2. Los aparatos de telealarma son:
    a) Como un teléfono que se coloca en cualquier sitio de la casa.
    b) Un timbre que se pone en cada habitación de la casa.
    c) Como un reloj de pulsera.

3. INSERSO significa:
    a) Instituto de Servicios y Sociedades.
    b) Institución Nacional y Social.
    c) Instituto Nacional de Servicios Sociales.

4. El precio de las telealarmas está financiado por:
    a) El anciano y sus familiares.
    b) El Ayuntamiento.
    c) El INSERSO.

5. El anciano del diálogo (Darío) padece:
   a) De la próstata.
   b) Artrosis.
   c) Osteoporosis generalizada.

6. Darío y Manuela se conocen porque:
   a) Viven en el mismo asilo.
   b) Viven en el mismo barrio.
   c) Van al mismo geriatra.

7. Han ido a recoger a sus nietos que vuelven:
   a) Del colegio.
   b) De excursión.
   c) De una fiesta de cumpleaños.

8. ¿Qué les preocupa a los hijos de Manuela?:
   a) Que se caiga y no les pueda avisar.
   b) Que se case con Darío.
   c) Que se vaya a vivir lejos del barrio.

b) Explique la actividad de los siguientes especialistas siguiendo el ejemplo.

Ej.: *Un cardiólogo es el médico:*
Experto en las enfermedades del corazón.
Cuya especialidad son las enfermedades del corazón.
Que se ocupa de las enfermedades del corazón.

— traumatólogo   — neurólogo
— oftalmólogo   — dermatólogo
— nefrólogo   — urólogo
— odontólogo   — geriatra
— otorrinolaringólogo   — ginecólogo

c) Diga de otra manera:

— coincidieron en un viaje   _____
— se conocen bastante   _____
— la artrosis me tiene baldado   _____
— ¿me acompaña?   _____
— tendrá que andar más despacio   _____
— no he oído nada   _____
— un aparatito pequeño   _____
— vivir solos   _____
— les preocupa mucho   _____
— pagar una cuota anual   _____
— consultarlo antes   _____

2. *Para hablar*

a) Usted tiene un familiar muy anciano, enfermo crónico, que necesita asistencia domiciliaria. Prepare el diálogo con el servicio de información del INSERSO para enterarse de las prestaciones en este sentido.

b) **En el caso anterior, usted ha conseguido que el INSERSO le envíe a una persona para atender a su familiar, mientras usted va a trabajar. Tiene que decir a esta persona lo que debe hacer:**

1. Si tuviera que localizarlo en su trabajo...
2. En caso de que su estado se agrave...
3. Si se acaba el oxígeno de la bala...
4. Si se cae de la cama...
5. Si se niega a comer...

c) **Por parejas: preparen la conversación con Manuela acerca de la telealarma y la necesidad de que ella la solicite o no.**

d) **Por parejas: preparen el diálogo con el representante de una fábrica de aparatos ortopédicos solicitando información sobre andadores.**

3. *Para practicar*

a) **Complete las frases siguientes con las formas del pronombre personal en función de complemento (le, la, lo) según convenga:**

1. Cuando el médico _____ dio la noticia, no se pudo contener y se echó a llorar.
2. Diga _____ a su hijo que no deje de hacer todas las mañanas los ejercicios de rehabilitación.
3. A Juan no _____ he visto desde hace tiempo, quizá _____ hayan destinado a otro lugar.
4. Si tu hija continúa con esa tos; me _____ traes a la consulta dentro de tres días.
5. Si ves a la enfermera que atendió a mi tío Roque en el Hospital Clínico cuando estuvo tan enfermo, _____ dices que estamos muy agradecidos.
6. El dentista ha dicho que a tu hermano no _____ vas a conocer cuando termine de ponerle las fundas en todos los dientes.

b) **Ponga en el tiempo adecuado los verbos que van entre paréntesis en el texto de prensa siguiente.**

(Artículo de El País «La adjudicación de asilos...» B.A. Madrid, del día 21-XII-93).
El pleno municipal _____ (aprobar) hace un año la cesión de cuatro suelos municipales —que al final se han quedado en tres—, a la iniciativa privada para la construcción de residencias de ancianos. Doce meses después, el Ayuntamiento _____ (seguir) sin adjudicar estas obras.
Al concurso sólo _____ (presentarse) dos empresas, el centro de Asistencia al Mayor, S.A. y Productos Alimenticios Preparados, S.A. La prime-

ra _____ (optar) a los tres terrenos ofertados en la calle Sepúlveda (Latina), en Nuestra Señora de la Luz (Carabanchel) y el de Javier de Miguel (Vallecas). La segunda sólo al de la calle Sepúlveda.

Esta iniciativa va dirigida a jubilados de clase media. A cambio del derecho a utilizar el suelo durante 75 años, los promotores _____ (pagar) al Ayuntamiento un canon y le _____ (ceder) algunas plazas a un precio más bajo del habitual.

c) **Complete las frases con la expresión más adecuada de entre las siguientes (a fin de que, a fin de, a condición de que, a fuerza de):**

1. _____ insistir conseguimos que Pepe fuera al dentista y se hiciera una revisión completa de toda la boca.
2. El paciente fue a la consulta del médico de cabecera _____ le diese un volante para el analista porque últimamente se encuentra muy cansado y sin fuerzas para nada.
3. Al hijo de Luisa le han puesto un corsé ortopédico _____ corregirle la escoliosis y evitar una posterior operación.
4. Me han dado el alta _____ vaya todas las semanas a ponerme el tratamiento al ambulatorio de la calle Quintana.

4. *Y para terminar*

a) **Por parejas: enumeren las cualidades que debe tener una persona dedicada al cuidado de ancianos.**

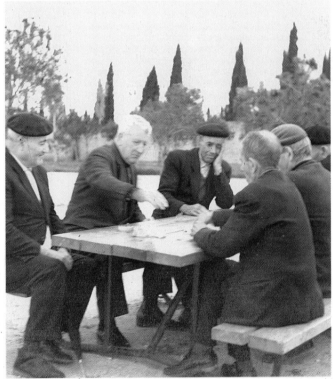

b) **¿Qué trabajos pueden realizar los jubilados? Guías turísticos, cuidado de niños, organizar la entrada y salida en los colegios, etc. Organicen un debate sobre este tema.**

c) **Le han enviado del INSERSO un cuidador incompetente y poco responsable para atender a su anciano abuelo. Escriban una carta al responsable del INSERSO mostrando su desacuerdo y reclamando que le envíen otra persona.**

ONCOLOGÍA

Fármacos y luego bisturí

La quimioterapia preoperatoria en el cáncer de pulmón es eficaz

El más frecuente y el de peor pronóstico. El cáncer de pulmón es el primero en el «ranking» de los tumores malignos y está en un 90% de los casos ligado al tabaquismo. Ahora, un estudio español ha demostrado que con quimioterapia preoperatoria se puede mejorar el pronóstico de esta enfermedad.

VÍCTOR CÓRDOBA

NO es frecuente encontrar firmas españolas en el *New England Journal of Medicine*. Sin embargo, la tercera página del número de hoy de la prestigiosa revista de Boston está repleta de ellas. Varios científicos catalanes y valencianos acaban de publicar un artículo en la mejor revista médica del mundo en donde se demuestra la eficacia de la quimioterapia preoperatoria en el pronóstico del tipo más frecuente de cáncer de pulmón: el cáncer de células no pequeñas.

Oncólogos, neumólogos, patólogos, radiólogos y cirujanos del Hospital German Trias y Pujol de Badalona y del General de Valencia, apoyados en parte por una beca concedida por los laboratorios Bristol Mayer-Squibb, han estudiado a 60 enfermos con cáncer de pulmón y han observado la eficacia del tratamiento según administraban o no quimioterapia preoperatoria a cada uno de los pacientes.

Quimioterapia más cirugía

De forma aleatoria, a la mitad de ellos se les incluyó en el grupo en el que se realizaba quimioterapia antineoplásica antes de pasar por el quirófano para intentar extirpar el cáncer. A la otra mitad se la trató únicamente con cirugía, más las medidas haituales que se utilizan frente a esta patología.

Mientras la media de supervivencia de los enfermos solamente tratados con cirugía fue de ocho meses, los pacientes a los que se les administró fármacos anticancerosos antes de utilizar el bisturí vivieron una media de 26 meses.

La diferencia entre tratar de una u otra forma a los enfermos fue estadísticamente tan significativa, que —por razones éticas— el estudio fue suspendido mucho antes de que

se llegaran a incluir el número de enfermos previsto al inicio del trabajo. En cualquier caso, Mark Green, oncólogo de la Universidad de California en San Diego —autor del editorial que acompaña al trabajo en la revista—, opina que aún es pronto para recomendar de forma unánime esta nueva técnica como tratmiento de todos los enfermos con ese tipo de cáncer de pulmón.

«El trabajo tuvo que ser suspendido antes de que entraran en el protocolo un mayor número de enfermos y eso le resta un poco de valor. Aún así, los resultados son muy importantes y si estos son apoyados por los de los estudios que aún están en marcha en muchas zonas del mundo estoy seguro que la quimioterapia preoperatoria llegará a ser rutina en los cánceres de pulmón de células no pequeñas», añadió Green.

(EL MUNDO, 20-I-94)

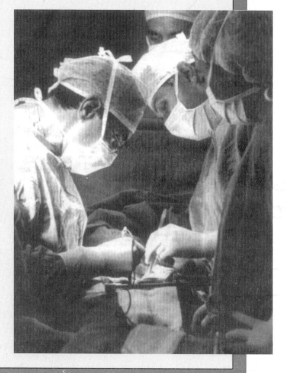

Usar antes quimioterapia y luego cirugía, eficaz en el cáncer de pulmón.

1. Para leer y comprender

a) Responda verdadero o falso a las siguientes cuestiones:

	V	F
1. El cáncer de pulmón no está ligado al tabaquismo		
2. El estudio español se ha realizado en un hospital de Barcelona y otro de Valencia		
3. Se administró quimioterapia a todos los pacientes		
4. El estudio fue realizado por pediatras y neurólogos		
5. El trabajo tuvo que ser suspendido por razones éticas		
6. Mark Green opina que es pronto para recomendar el tratamiento para todos los enfermos de cáncer de pulmón		

b) Conteste a las siguientes preguntas:

1. ¿Qué ha demostrado en su investigación el equipo español?
2. ¿Qué especialistas participaron en la investigación?
3. ¿Cómo hacían la selección de los enfermos a los que administraban quimioterapia?
4. ¿Cuál fue la media de supervivencia de los enfermos tratados solamente con cirugía?
5. ¿Por qué tuvo que ser suspendida la investigación antes de incluir al número total de enfermos que habían previsto en la investigación?

c) Relacione las palabras de la columna A con los sinónimos de la columna B y los antónimos de la columna C.

A	B	C
a) encontrar	1. advertir	A) desatender
b) prestigiosa	2. casual	B) vacía
c) repleta	3. encargar	C) perder
d) pequeños	4. hallar	D) desacreditada
e) apoyar	5. contener	E) baladí
f) observar	6. acreditada	F) atacar
g) aleatorio	7. proteger	G) criticar
h) incluir	8. diminutos	H) considerables
i) recomendar	9. significativo	I) apartar
j) importante	10. llena	J) razonado

2. Para hablar

a) Preparen un debate, en grupos, sobre los principios éticos que deben regir las investigaciones del tipo de la que se relata en el artículo.

b) *Haga una lista con todos los motivos que se le ocurran para convencer a un fumador empedernido de que debe dejar de fumar.*

c) *Exponga ante el grupo los motivos o consejos anteriores.*

3. *Para practicar*

a) *Coloque el acento en las palabras que lo necesiten de la lista siguiente, a continuación explique las reglas aplicadas:*

1. periostio
2. ahinco
3. miogeno
4. miopia

5. opiaceo
6. sabeis
7. medicacion
8. maiz

b) *Ponga el verbo que va entre paréntesis en el tiempo correcto:*

1. El próximo 20 de enero me_____.(operar) de cataratas el Dr. Fernández porque ya las tengo muy avanzadas y no veo casi nada.
2. Si tuviera alguna duda con el tratamiento le ruego que me _____. (llamar) por teléfono en vez de aplicarlo erróneamente.
3. El pediatra me dijo que el complejo vitamínico ya se lo _____ (recetar) al niño en primavera porque estaba muy flojo y no comía casi nada.
4. En caso de urgencia médica _____.(acudir) al ambulatorio más cercano.
5. La enfermera me dijo que el Dr. Ripollés _____. (anular) todas las horas de consulta desde la semana pasada.

c) *Reescriba las frases siguientes utilizando el estilo directo:*

Ej.: El enfermo de la cama 3.040 nos pidió que le llevásemos otra jarra de agua.
El enfermo de la cama 3.040 nos pidió: «Tráiganme otra jarra de agua».

1. El cirujano comunicó a su equipo que la operación prevista para el martes se retrasaría hasta la semana siguiente.
2. La Srta. Cermeño le dijo al auxiliar que le llevase un calmante al enfermo de la cama 2.012.
3. El analista me dijo que volviese el lunes a las ocho en ayunas para repetir el análisis.
4. El Dr. Cano me dijo que fuese al archivo a buscar la historia de D. Fernando Vázquez.
5. El fisioterapeuta nos aconsejó que el niño tenía que hacer los ejercicios si quiere recuperar el movimiento de las piernas.
6. El jefe clínico de medicina interna nos informó de que el Gerente del hospital se jubila el mes próximo.

4. Y para terminar

a) Lea atentamente la información que le proporciona el anuncio «Centro Médico de Acupuntara China» y trate de redactarlo describiendo las características del mismo y los servicios que presta.

b) Prepare las preguntas para informarse detalladamente:

— del equipo, titulaciones del personal, especialistas, el sitio, el precio, las condiciones...

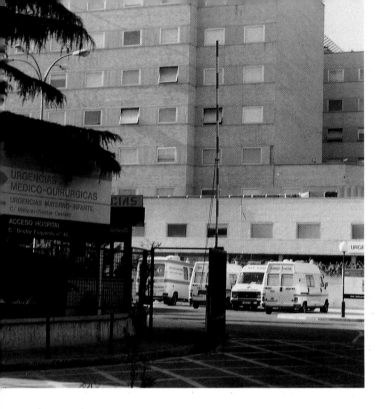

Primeros auxilios

A | TRAUMATISMOS

Logran unir huesos fracturados con una proteína recombinante

Madrid. **S. C.**

Una proteína natural, modificada con técnicas de ingeniería genética, ha demostrado capacidad para unir huesos fracturados en un ensayo experimental realizado por la compañía norteamericana Creative BioMolecules, en Boston.

Para llevar a cabo los experimentos, en los que participan diez pacientes, los investigadores combinaron la proteína natural OP-1, una vez modificada genéticamente, con tejido conectivo procedente de ganado. Posteriormente, esta combinación de compuestos fue introducida en una solución salina para lograr un material que se insertó entre las dos secciones del hueso fragmentado.

Según informa «New Scientist», al cabo de varias semanas las células se agolparon en esa zona formando un tejido cartilaginoso que posteriormente se calcificó, permitiendo la unión total de los huesos.

(ABC, 29-XII-93)

1. Para leer y comprender

a) Escoja la respuesta correcta entre las tres siguientes:

1. Con qué se ha modificado la proteína natural:
   - a) Con técnicas de ingeniería genética.
   - b) Con tratamientos biomoleculares.
   - c) Con ultrasonidos.

2. Se han podido unir los huesos fracturados:
   - a) Con técnicas de cirugía plástica.
   - b) Con una proteína recombinante.
   - c) Gracias a los últimos adelantos en cirugía.

3. Los experimentos se han llevado a cabo con:
   - a) 25 pacientes.
   - b) 3 pacientes.
   - c) 10 pacientes.

4. La unión total de los huesos se consiguió:
   - a) Al cabo de varias semanas.
   - b) Inmediatamente.
   - c) A los tres días.

5. Para llevar a cabo los experimentos los investigadores combinaron la proteína natural OP-1 con tejido:
   - a) Procedente de ganado.
   - b) Procedente de otro hueso del paciente.
   - c) Vegetal.

b) Clasifique los términos siguientes por su relación con:

	FRACTURA	HEMORRAGIA	HERIDA
a) arterial			
b) abierta			
c) contusa			
d) cerrada			
e) punzante			
f) venosa			
g) incisa			
h) capilar			

c) **Explique los siguientes términos:**

— trasladar_____
— rotura _____
— agente mecánico _____
— objeto con filo_____
— orificio de entrada _____
— torniquete _____
— presionar _____
— oleada_____
— rojo vivo_____
— acostar _____

2. *Para hablar*

a) **Comenten, en grupos, las causas más frecuentes de los accidentes de tráfico y las medidas que se deberían adoptar por parte de las autoridades de tráfico para evitarlos.**

b) **Prepare un esquema sobre las medidas que hay que tomar ante un traumatizado y expóngalo ante el resto de la clase.**

c) **La noche del día 24 de febrero, en el que el Dr. Pérez Artajo estaba de guardia como jefe de urgencias del Hospital Ramón y Cajal, se recibieron en el servicio seis heridos de distinta consideración, procedentes de un accidente de tráfico debido a la colisión múltiple de tres vehículos.**

Explique a sus compañeros las medidas que se deben adoptar ante cada uno de los heridos. (Fractura abierta de tibia, luxación cervical, herida abdominal con salida de paquete intestinal, posible fractura de columna vertebral, contusiones múltiples, traumatismo craneoencefálico.)

3. *Para practicar*

a) **Complete las frases siguientes con las formas del pronombre personal en función de complemento con preposición (mi, conmigo, ti, contigo, nosotros, vosotros, ustedes).**

1. Me dirijo a _____ para recabar datos sobre el enfermo de pancreatitis que tenemos ingresado en este servicio.
2. ¿Vendrás _____ mañana al dentista?

3. El Dr. Suárez me dijo que ayer, unos amigos de tu hermana, han preguntado por _____ en radiología.

4. Estaremos en contacto con _____ durante los días en que vuestro hermano esté ingresado.

5. Si te mandan ir a rehabilitación, no te preocupes porque iré _____ los primeros días hasta que puedas valerte por ti mismo.

6. Este destino es el más indicado para _____ después de haber trabajado los últimos tres años en el laboratorio.

b) **Complete las frases siguientes con las formas del relativo (cuyo, cuya, cuyos, que, cual, o cuales) según convenga.**

1. Ayer fui al médico _____ consulta me recomendaron unos amigos míos.

2. El medicamento del _____ me hablaste ya lo había tomado en otra ocasión, cuando tuve aquélla infección tan fuerte que no se me curaba con nada.

3. Aquellos estudiantes _____ nos ayudaban en el ambulatorio por las tardes, han dejado de venir porque ya han terminado su período de prácticas.

4. No he vuelto a ver a aquélla enfermera _____ actitud nos causó tan mala impresión cuando operaron a tu marido.

5. El paciente _____ pruebas radiológicas me enviaron ayer, falleció esta mañana de una parada cardiorrespiratoria.

c) **Separe las sílabas de las palabras siguientes:**

a) consolidar _____	f) función _____
b) amnesia _____	g) constante _____
c) recuperación _____	h) fractura _____
d) trasladar _____	i) vertebral _____
e) rehabilitación _____	j) adecuado _____

4. Y para terminar

a) *Cuando usted volvía del trabajo camino de su casa, se ha encontrado con un accidente de tráfico en el que hay varios heridos. Usted intenta ayudar a una señora que ha salido despedida del coche y puede tener la columna vertebral rota. La señora quiere levantarse del suelo; convénzala de que no debe hacerlo, utilizándo las expresiones siguientes:*

— ¿Cree usted realmente que............?
— ¿Sabe usted bien que ....?
— Puedo decirle que...........
— Usted no ignora que ....
— Esté usted segura de que ....

b) **Relacione las palabras de la columna A con los antónimos de la columna B.**

A

1. violencia
2. principal
3. incisión
4. objeto
5. irregular
6. abertura
7. entrada
8. producir
9. actuar

B

a) sistemático
b) inhibirse
c) tranquilidad
d) accesorio
e) consumir
f) sutura
g) idea
h) salida
i) cierre

B   PARADA CARDÍACA

REANIMACION

Un chaleco salvavidas

Investigan en EE.UU nuevas técnicas de realizar masaje cardíaco

MARIA FRAMIS

Los científios de la Universidad Johns Hopkins de Baltimore han inventado una prenda muy especial. Se trata de un chaleco que puede llegar a salvar la vida. Y no es un chacleo antibalas, sino un instrumento para realizar masaje cardíaco.

Conscientes de que deberían existir alternativas al masaje cardíaco manual para conseguir mejores resultados en la resucitación, los especialistas en Medicina de Urgencia del que está consdierado el mejor hospital del mundo, han ideado un chaleco, neumático, para intentar salvar a los pacientes a los que bruscamente se les pare el corazón. El artilugio se compone de un chaleco neumático, unos electrodos para monitorizar el ritmo cardíaco, que pueden eventualmente actuar como un desfibrilador, y unos tubos unidos uno a la fuente neumática y otro a un respirador mecánico convencional.

Si un enfermo sufre una parada cardíaca en el hospital, rápidamente se le coloca el chaleco y se conecta la

Fuente: New England Journal of Medicine.

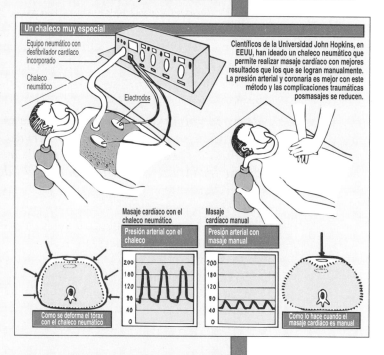

máquina. La presión neumática hincha y deshincha el chaleco 60 veces por minuto con lo que, al aumentar uniformemente la presión sobre el tórax, se genera salida de sangre desde el corazón parado. Además, por otro de los tubos se insufla oxígeno a los pulmones a través de un tubo colocado en la tráquea. Si en un momento de la resucitación el enfermo entra en fibrilación ventricular los grandes electrodos colocados debajo del chaleco facilitan la carga eléctrica que revierte el gravísimo trastorno del ritmo.

El chaleco salvavidas ha sido experimentado en una veintena de personas que habían sufrido una parada cardíaca y en las que el masaje cardíaco tradicional había fallado. Los resultados se publicaron la pasada semana en el *New England Journal of Medicine*. En casi la mitad de los casos, el corazón volvió a latir con el nuevo procedimiento. Y en todos los casos, la máquina logró presiones sanguíneas arteriales y coronarias muy superiores a las obtenidas con «la mano».

El científico, Henry Halperin, director del estudio, está seguro de que «aunque los datos son aún muy preliminares, en cuanto existan más casos, y si los resultados continúan siendo tan esperanzadores, el futuro de la resucitación cardíaca pasará por la generalización de este chaleco».

(EL MUNDO, 16-IX-93)

1. Para leer y comprender

a) Responda verdadero o falso a las siguientes cuestiones:

	V	F
1. Los científicos de la Universidad de Baltimore han ideado un chaleco para resucitación cardíaca		
2. El chaleco no es una alternativa al masaje cardíaco manual		
3. El chaleco tiene unos electrodos que pueden actuar como desfibrilador en caso necesario		
4. La fibrilación ventricular es una complicación gravísima		
5. El invento aún no ha sido experimentado en personas		
6. La presión sanguínea que se consigue con este sistema de masaje cardíaco es inferior a la que se logra con el método manual		

b) Explique el significado en el texto de los siguientes términos:

— artilugio _____
— experimentar_____
— preliminares _____
— masaje cardíaco _____
— respirador mecánico_____
— desfibrilador _____
— parada cardíaca_____
— resucitación _____

c) **Responda a las siguientes preguntas:**

1. ¿En qué consiste el invento de los científicos de la Universidad John Hopkins?
2. ¿Cuántas veces por minuto se hincha y deshincha el chaleco?
3. ¿En qué parte se coloca el tubo que insufla aire a los pulmones?
4. ¿Se ha probado el chaleco cuando ha fallado el sistema de masaje tradicional?
5. ¿Qué opina el científico Henry Halpein?

2. Para hablar

a) **Describa oralmente el dibujo que aparece junto al texto:**

— El dibujo muestra ...
— En el centro superior izquierda aparece ...
— En la parte inferior izquierda podemos ver ...
— En la parte inferior derecha se observa ...
— Trate de comparar los dos últimos dibujos y explique las diferencias que aprecie.

b) **Comente con su compañero las experiencias que cuentan las personas que han salido de una parada cardíaca.**

c) **Preparen un debate sobre las ventajas e inconveniente del chaleco neumático.**

3. Para practicar

a) **Complete cada una de las frases siguientes con la locución más adecuada (tan pronto como, según, siempre que, ya que, antes de que).**

1. Tienes que seguir el tratamiento _____ las instrucciones que te ha dado el médico.
2. La ficha del servicio de admisión debe rellenarla _____ ingrese en el hospital.
3. _____ sea demasiado tarde y se me quede agarrotada, iré a hacer la rehabilitación.
4. El dentista nos dijo que al niño se le corregirá la deformación de los dientes _____ lleve el aparato puesto durante todo el día.
5. El ambulatorio de la calle Navas ha mejorado considerablemente _____ lo han reformado y han aumentado la plantilla.

b) **Ponga en el tiempo correcto los verbos que van entre paréntesis.**

1. Les _____ (rogar) que me _____ (enviar) lo antes posible los análisis de D. Julio Braña porque son imprescindibles para completar su historia clínica.
2. Esperamos que nuestro amigo el médico te _____ (atender) cuanto antes.
3. Los estudiantes _____ (trabajar) los tres últimos meses con el mejor cirujano de su especialidad.
4. El gerente del hospital _____ (esperar) que sus normas _____(ser respetadas) al pie de la letra.
5. Antes de repartir la medicación _____ (deber) preparar las pastillas de cada enfermo en sus cajas con mucho cuidado para no equivocarte.
6. Como _____ (haber) tanta gripe este mes, se _____ (agotar) las existencias de codeína en el laboratorio.

c) **Escriba una frase con cada uno de los adjetivos que van a continuación:**

— asombroso — estropeado
— acabado — activo
— eficaz — agotado
— experto — reclamado

4. *Y para terminar*

a) **Conteste al anuncio redactando una carta de presentación en la que solicite el puesto de matrona.**

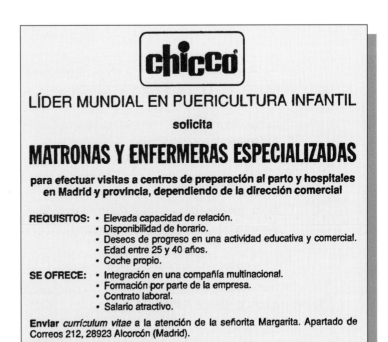

b) **Redacte su currículum vitae *para enviarlo a la Srta. Margarita solicitando el puesto de enfermera especializada.***

QUEMADURAS. Son las lesiones producidas en la piel por la acción del calor. Pueden ser de primero, segundo o tercer grado.

QUEMADURAS DE PRIMER GRADO. Eritema.

QUEMADURAS DE SEGUNDO GRADO. Flictena o ampolla.

QUEMADURAS DE TERCER GRADO. Escara.

La gravedad de una quemadura depende más de su extensión que de la profundidad. Para calcular la extensión de una quemadura se aplica la «Regla de los nueve».

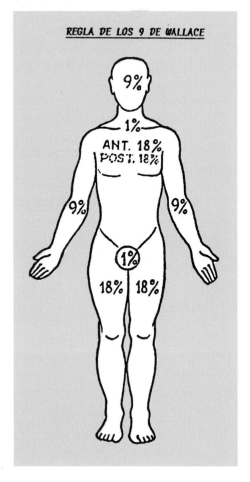

REGLA DE LOS 9 DE WALLACE

QUÉ HACER ANTE LOS QUEMADOS

- Si hay llamas en la ropa de la víctima, apagarlas con mantas.
- Destapar la quemadura.
- Dejar caer abundante agua fría sobre la quemadura.
- Cubrir la quemadura con gasas estériles y trasladar al herido a un centro médico.
- Si la quemadura es muy extensa, cubrir al herido con sábanas húmedas y trasladarlo a un centro de quemados.

1. Para leer y comprender

a) Confirme o niegue las siguientes afirmaciones:

1. La flictena aparece cuando hay una quemadura de primer grado.
2. Según la «Regla de los nueve», el miembro inferior derecho tiene un valor del 18%.

3. La escara aparece cuando hay una quemadura de tercer grado.
4. Ante una quemadura poco extensa, lo mejor es trasladar al herido envuelto en sábanas húmedas.
5. Cuando una quemadura no es muy extensa, hay que echar agua fría abundante sobre la zona quemada.

b) **Localice en la sopa de letras diez palabras relacionadas con las quemaduras.**

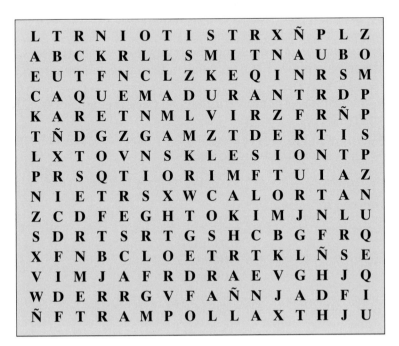

2. *Para hablar*

a) **Comenten, en grupos, otros agentes distintos del calor que pueden producir quemaduras.**

b) **Resuma oralmente la actuación ante las quemaduras.**

c) **Responda oralmente a las siguientes preguntas:**

1. ¿En qué se diferencia una quemadura de primer grado de otra de segundo grado?
2. ¿Cómo se llama la lesión que aparece en las quemaduras de tercer grado?
3. ¿Qué es una quemadura?
4. ¿Para qué sirve la «Regla de los nueve»?
5. ¿Cómo trasladaría a una persona que tiene quemaduras en el 70 % de su cuerpo?
6. ¿En qué casos hay que echar agua fría abundante sobre la zona herida?

3. Para practicar

a) **Reescriba las siguientes frases utilizando el estilo indirecto como en el ejemplo.**

Ej.: El médico le dijo al paciente:«Tómese el antibiótico cada ocho horas, durante una semana».
El médico le dijo al paciente que se tomara el antibiótico cada ocho horas durante una semana.

1. Las normas hospitalarias prescriben: «En los hospitales se debe guardar silencio».
2. El paciente respondió: «Me duele mucho la cabeza y veo borroso».
3. El traumatólogo me pidió: «Tráigame las radiografías la próxima vez que venga a revisión».
4. El gerente del hospital ordenó: «Trasladen al paciente de la cama 2.008 al servicio de cardiología».
5. La enfermera dijo al paciente: «Levántese y pasee durante quince minutos luego, siéntese en el sillón hasta que yo vuelva».

b) **Escriba palabras con la misma raíz de:**

a) quemar   f) explorar
b) operar   g) radiar
c) autorizar   h) disponer
d) ordenar   i) actuar
e) inyectar   j) curar

c) **Complete las frases siguientes con el adjetivo más adecuado:**

1. La enfermedad de mi padre ha _____ considerablemente con el _____ tratamiento.
2. La enfermera del turno de tarde es la más _____ de todas las que me atienden.
3. El cirujano que operó a mi hijo es el más _____ del servicio.
4. Tomaremos todas las medidas _____ para evitar que al paciente le queden secuelas.
5. La curación de tu hermano ha sido _____
6. El tratamiento que le vamos a aplicar es muy _____, pero es el más eficaz de todos.

4. Y para terminar

a) **Prepare la conversación para solicitar información acerca de los cursos de actualización sobre neurocirugía: duración, precio, número de horas, dónde se imparte, fecha de inicio...**

b) *Por parejas, desarrollen la conversación anterior.*

c) *Haga un esquema de los primeros auxilios que se deben aplicar en los casos que conoce.*

III Curso de Actualización para Personal Sanitario

Doctor Martínez Elbal	Cardiología
Doctor Lozano	Radiología
Doctor Martí López-Amor	Traumatología
Doctor Zubicoa	Radiología
Doctor Alonso del Hoyo	Cirugía Maxilofacial
Doctor Roque Mir	Urología
Doctor Sáez de la Calzada	Cardiología
Doctor Delgado Lillo	Nefrología
Doctor González Barón	Oncología
Doctor Rufilanchas	Cirugía Cardiovascular
Doctor Domínguez Ortega	Medicina Interna
Doctor Martínez Elbal	Cardiología
Doctor Epeldegui	Traumatología
Doctor Valdivieso	Medicina Interna
Doctor Bravo Zabalgoitia	Neurocirugía
Doctor Alfaro Abreu	Pulmón y Corazón
Doctor Comín Gómez	Traumatología
Doctor Portela	Traumatología
Doctor Santos	Neurocirugía

Interesados, llamar a Clínica Ruber (402 95 05) en horario de 10 a 14 horas

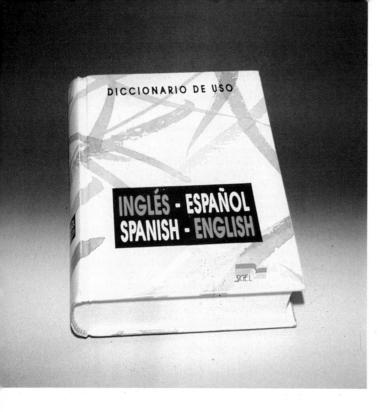

Sección de consulta

UNIDAD 1

Alma-Atá: Ciudad industrial del Kazajstán.

Cruz Roja: Organismo internacional fundado por Henry Dunnant en 1863 con el fin de atender a las víctimas de catástrofes de cualquier tipo, sin distinción de credo, ideología política o raza.

Enfermedad epidémica: Enfermedad transitoria, infecciosa, que ataca al mismo tiempo a gran número de personas.

Enfermedad infecciosa: Implantación y desarrollo en el organismo de seres vivos patógenos.

Estadística sanitaria: Parte de la ciencia sanitaria que se ocupa del recuento de los hechos relacionados con la salud.

Estadística epidemiológica: Parte de la ciencia epidemiológica que se ocupa del recuento de los hechos relacionados con las epidemias.

Estructura interna: Disposición de las partes dentro de una organización.

Fármaco: Sustancia medicamentosa que se utiliza para producir un efecto curativo.

Naciones Unidas: Organismo internacional fundado después de la Segunda Guerra Mundial con el fin de mantener la paz y la seguridad mundial y para el desenvolvimiento de las relaciones amistosas y culturales entre los diferentes Estados.

OMS: (Organización Mundial de la Salud.) Organismo internacional dependiente de Naciones Unidas especializado en la dirección y coordinación de la actividad sanitaria internacional.

Oncología: Rama de la medicina que se dedica al estudio y tratamiento de los tumores.

Afiliado: Persona que forma parte de una sociedad o mutua.

Asistencia ambulatoria: Atención a los problemas de salud que no requieren hospitalización.

Asistencia especializada: Atención a los problemas complejos de salud que se presta en los hospitales.

Atención primaria: Atención dirigida a la promoción de la salud, prevención, curación y rehabilitación.

Equipo de atención primaria: Conjunto de profesionales sanitarios y no sanitarios.

Fiebre: Aumento de la temperatura corporal por encima de 37º C.

Náusea: Basca, sensación penosa que indica la proximidad del vómito.

Pediatría: Estudio y tratamiento de las enfermedades de la infancia.

Prevención: Ciencia que trata de la salud y su conservación.

Radiología: Estudio de la aplicación de los Rayos X al diagnóstico y tratamiento de enfermedades.

Rehabilitación: Recuperación de la actividad perdida por causa de traumatismos o enfermedades.

Vómito: Expulsión, por la boca, del contenido del estómago.

Caries: Necrosis de un diente o muela.

Convalecencia: Período intermedio entre la enfermedad y la salud.

Diagnóstico: Identificación de una enfermedad fundándose en los signos y síntomas de ésta.

Enfermedad crónica: Que se prolonga por mucho tiempo.

Inmunización activa: Inoculación de antígenos para provocar la aparición de anticuerpos.

Inmunización pasiva: Inoculación de anticuerpos.

Instrumental quirúrgico: Conjunto de instrumentos necesarios para la práctica de una operación determinada.

Invalidez: Incapacidad por una enfermedad o lesión.

Medicamento: Sustancia que se administra con fines terapéuticos.

Pronóstico: Juicio acerca de la terminación de una enfermedad.

Tratamiento: Conjunto de medios para la curación de las enfermedades.

Solicitar/dar información:

Necesito información sobre...
¿Podría decirme/indicarme...?
Tengo el gusto de comunicarle...
Queremos poner en su conocimiento...
En relación con la información solicitada...

Ofrecer servicios

Disponemos de...
Tenemos el gusto de poner a su disposición...
Les ofrecemos un servicio de...

Explicar razones, causas y motivos:

Debido a razones de urgencia...
Es por este motivo por lo que...
Puesto que consideramos...

Expresar obligaciones

>   *Es necesario conseguir un aplazamiento...*
>   *Debe tomar la medicación...*
>   *Es preciso que se administre...*
>   *Hay que operar con urgencia...*

Adjetivos:

El adjetivo concuerda en género y número con el sustantivo al que acompaña. Los adjetivos *superior, inferior, exterior* e *interior* tienen la misma forma para el masculino y femenino.

Los adjetivos que indican *nacionalidad, color, religión, política* y *cualidades físicas* van detrás del sustantivo: *Un hospital grande, una bata verde.*

Otras posibilidades: *a)* detrás del nombre (especificativo): *la explicación larga y detallada.*

b) delante del nombre (para realzar la cualidad): *la compleja organización.*

c) detrás del verbo (predicado): *la conferencia era interesante.*

Grados de comparación:

a) Igualdad: **tan como / tanto como**

>   *Este diagnóstico está tan claro como el anterior.*
>   *El quirófano no se frecuenta tanto como la consulta.*

b) Superioridad: **más que**

>   *El hospital es más importante que el ambulatorio.*

c) Inferioridad: **menos que**

>   *Este ordenador es menos potente que el otro.*

d) Formas irregulares:

Positivo	Comparativo	Superlativo
bueno	mejor	óptimo/el mejor
malo	peor	pésimo/el peor
pequeño	menor	mínimo/el menor
grande	mayor	máximo/el mayor

Verbo:

Presente de indicativo

a) Indica que la acción ocurre en el momento de hablar: *tenemos el gusto de...*

b) Valor de presente habitual: *trabajo en un centro de salud que está cerca de la Plaza Mayor.*

c) Expresa experiencia: *la formación ayuda en el trabajo.*

d) Referencia a acción pasada o futura: *¿cómo envías ese informe? el médico llega y comenta...*

e) Presente de mandato: *vas a la farmacia y recoges los medicamentos.*

Perífrasis con infinitivo

a) **Tener que + infinitivo:** expresa obligación, a veces inmediatez. *Hoy tengo que terminar todo el trabajo pendiente.*

b) **Deber + infinitivo:** expresa obligación moral. *Debo prepararlo para una intervención quirúrgica.*

c) **Haber que + infinitivo:** expresa obligación, con sentido impersonal y en tercera persona del singular. *Hay que preparar el quirófano nº 5 para las doce del mediodía .*

Acentuación

a) Cuando la palabra lleva el acento en la última sílaba (aguda) y termina en vocal o consonante **n/s**: *bisturí, exploración, además.*

b) Cuando el acento va en la penúltima sílaba (llana) y termina en consonante que no sea **n/s**: *lápiz, cáncer.*

c) cuando la palabra lleva el acento en la antepenúltima sílaba o cualquier sílaba anterior (esdrújula o sobreesdrújula): *médico, técnico, clorhídrico.*

Las siguientes palabras llevan tilde o no, de acuerdo con su función y significado:

aún (adv. de tiempo y de modo) - **aun** (adv. de cantidad y de modo)

dé (verbo dar) - **de** (preposición)

él (pronombre) - **el** (artículo)

más (adv. de cantidad) - **mas** (conjunción adversativa)

mí (pronombre personal) - **mi** (posesivo)

qué (interrogativo/exclamativo) - **que** (relativo)

quién (interrogativo/exclamativo) - **quien** (relativo)

sí (afirmación) - **si** (conjunción condicional)

sólo (adverbio) - **solo** (adjetivo)

té (sustantivo) - **te** (pronombre personal)

tú (pronombre personal) - **tu** (posesivo)

Fechas

10 de julio de 1994 (diez de julio de mil novecientos noventa y cuatro)

10-7-94 (diez del siete del noventa y cuatro)

10/07/94

Estamos a diez de julio. Estamos en el siglo veinte.

División de palabras

a) Toda consonante entre dos vocales se agrupa con la segunda; *rá-pi-do.*

b) Dos consonantes entre dos vocales, la primera se agrupa con la vocal anterior y la segunda con la posterior:
im-por-tan-te.

c) Los grupos consonánticos que llevan *l* o *r* como segundo elemento, no se separan: *in-gle, tras-plan-te.*

d) Tres consonantes juntas entre dos vocales, se agrupan las dos primeras con la vocal anterior y la tercera con la posterior: *ins-tan-cia.*

A no ser que la tercera consonante sea *l* o *r*, que forma grupo con la segunda consonante: *ins-truc-ción.*

e) *ch, ll, rr,* no se separan: *le-cho, ca-mi-lla, so-co-rro.*

f) El sufijo *des-* puede separarse solo o en sílabas (seguido de vocal): *des-a-jus-tar, de-sa-jus-tar.*

Mayúsculas

Se escribe con letra inicial mayúscula:

a) La primera letra de un escrito y después de punto.

b) Después de interrogación o exclamación, si no hay coma entrepuesta.

c) Los nombres propios y sus apodos: *Jaime el Conquistador.*

Títulos y nombres de dignidad: *Duque de Medinaceli.* Jerarquías o cargos importantes cuando equivalen a nombres propios y no van acompañados del nombre de la persona al que se refieren: *El Rey, el Jefe del Gobierno.*

Instituciones y corporaciones: *Ministerio de Asuntos Exteriores.*

d) El artículo que acompaña el nombre de una ciudad: *El Cairo.*

e) Los títulos de obras: *Don Quijote.*

f) Los tratamientos, especialmente si van en abreviatura: *Ilustrísimo Señor, Ilmo. Sr.*

g) La numeración romana: *MDCLVII (1657)*

Signos de puntuación (I)

La coma (,): indica pausa y se emplea en la enumeración de palabras de la misma categoría: *el hospital era amplio, moderno, luminoso...*

También se emplea para señalar una interrupción e introducir una aclaración: *los fármacos, según las normas establecidas, se deben administrar...*

Cuando en un escrito aparecen expresiones que interrumpen el discurso: *sin embargo, es decir, por último,* etc...

El punto y coma (;): indica una pausa más intensa que la coma: *Me presentó al Dr. Ruiz, a la Dra. Rubio y a su secretaria; luego nos sentamos en su despacho.*

UNIDAD 2

Bacilo: Bacteria en forma de bastón. Muchas especies de bacilos causan graves enfermedades al hombre y a los animales.

Bacteria: Microorganismo unicelular causante de enfermedades.

Coco: Bacteria redondeada.

Endemia: Enfermedad, generalmente infecciosa, que existe constantemente en ciertos países por influencia de una causa local.

Enfermo: Persona que padece una alteración en su estado fisiológico.

Epidemia: Enfermedad transitoria que ataca en el mismo país o región a gran número de personas.

Fómites: Sustancia u objeto no alimenticio que transmite enfermedades.

Hemática: Perteneciente a la sangre.

Hongo: Microorganismo unicelular o pluricelular de origen vegetal.

Neonatología: Observación y estudio de los recién nacidos.

Oftalmoscopio: Instrumento para explorar el ojo.

Pandemia: Epidemia extendida a muchos países.

Patógeno: Causante de enfermedad.

Portador: Persona enferma, convaleciente o sana, que lleva el germen de una enfermedad y actúa como propagador de la misma.

Diccionario A

Alvéolo: Fondo de saco terminal de las ramificaciones bronquiales.

Bronquitis: Inflamación de la mucosa de los bronquios; catarro bronquial.

Cirujano: Médico que practica la cirugía.

Clonar: Replicar asexualmente una célula.

Ilíaco: Hueso de la cadera.

Omóplato: Hueso plano triangular que forma la parte posterior del hombro.

Ósmosis: Paso de líquidos de diferente concentración a través de una membrana semipermeable.

Diccionario B

Paciente: Persona enferma o en tratamiento.

Proteína: Constituyente de los tejidos y líquidos orgánicos.

Replicación: Proceso por el que una molécula de ADN origina otra idéntica.

Reuma: Enfermedad del tejido conjuntivo cuyos síntomas son dolor y rigidez articular.

SIDA: (Síndrome de inmunodeficiencia adquirida). Enfermedad producida por el VIH (Virus de la inmunodeficiencia humana) que produce la disminución de las defensas del organismo.

Torrente sanguíneo: Circulación de la sangre por las venas y arterias.

Tuberculosis: Enfermedad infecciosa causada por el bacilo de Koch.

Diccionario C

Autoclave: Aparato que, herméticamente cerrado, por medio del vapor a presión y temperaturas elevadas, sirve para esterilizar.

Cólera: Enfermedad infecciosa grave cuyos síntomas son vómitos y diarrea.

Contagioso: Infección que se transmite y enfermo que la padece.

Desinfección: Destrucción de los microorganismos patógenos.

Desinsectación: Limpieza de insectos parásitos.

Desratización: Exterminación de ratas.

Epidemiología: Tratado sobre las epidemias.

Fiebre amarilla: Enfermedad infecciosa endémica en la América Tropical.

Infección: Implantación y desarrollo de seres vivientes patógenos.

Peste: Enfermedad infecciosa aguda que afecta al hombre y a los animales.

Seroprofilaxis: Inyección de un suero inmune.

Vacuna: Preparación antigénica específica cuya administración provoca inmunidad en el organismo.

Gramática

Pronombres interrogativos:

Invariables: **qué +** sustantivo: *¿Qué consulta busca usted?*

cuando, cómo y **dónde** no admiten sustantivo detrás: *¿Cuándo vas? ¿Cómo te encuentras? ¿Dónde te operan?*

qué + verbo: *¿Qué desea?*

Variables:

singular	*plural*
cuál	**cuáles**
quién	**quiénes**

cuánto (masc.) **cuánta** (fem.) **cuántos** (masc.) **cuántas** (fem.)

Cuál + de + sustantivo/pronombre: *¿Cuál de los dos sabe más?*

Cuál + verbo: *¿Cuál compraste?*

Cuánto + verbo: *¿Cuánto tarda?*

Cuánto + sustantivo: *¿Cuántos termómetros hay?*

Pronombres personales (formas átonas)

singular	*plural*	
me	**nos**	(primera persona)
te	**os**	(segunda persona)
se, le/la/lo	**se, les/las/los**	(tercera persona)

Verbo Ser

a) Expresa identificación: *Soy Laura Montes. Es el doctor Alvarez.*

b) Indica profesión: *Soy enfermera.*

c) Señala el parentesco: *Es mi padre.*

d) Expresa nacionalidad, religión, política o estilo artístico: *Son españoles, católicos, liberales.*
   Aquella catedral es románica.

e) Posesión: *Es mi paciente.*

f) Tiempo, cantidad, origen, precio: *Son las dos de la tarde.*
   Somos treinta en total. Es de Madrid. ¿Cuánto es?

g) Materia: *Es de metal.*

h) Impersonalidad: *Es necesario haber estudiado medicina.*

Verbo Estar

a) Expresa situación temporal o física: *Estamos a lunes. Está en urgencias.*

b) Estado físico o mental: *Estamos bien. Estaba loco.*

   En algunas ocasiones se puede utilizar **ser** o **estar** + adjetivo indistintamente.

   Si se utiliza **ser,** es para indicar cualidad objetiva o condición normal: *la consulta es perfecta.*

   Si se utiliza **estar,** se indica una impresión personal, subjetiva: *la consulta está perfecta.*

El pretérito imperfecto de indicativo expresa:

a) Acción habitual en el pasado: *siempre trabajaba en turno de noche.*

b) Sentido reiterativo o de repetición: *iba a menudo al cine.*

c) Valor de cortesía: *quería pedirte un favor.*

d) Opinión: *me merecía un ascenso.*

e) Sentido incoativo: *salía del hospital cuando llegó el médico.*

El pretérito indefinido de indicativo expresa:

a) Una acción concluida en el pasado: *empecé a trabajar el mes pasado.*

b) Una acción interrumpida en cierto momento del pasado: *estudió aquí hasta que se trasladó a Valencia*

El pretérito perfecto indicativo expresa:

a) Una acción acabada, realizada en un pasado asociado de alguna manera al presente: *Este mes he llegado tarde dos veces.*

Se + verbo

a) Pasiva refleja, con el verbo en tercera persona del singular (si el sujeto es singular) o del plural (en caso contrario): *Se precisa enfermera. Se buscan farmacéuticos.*

b) Construcción impersonal

   1. **Se + verbo** transitivo o intransitivo en tercera persona del singular + adverbio: *se trabaja mucho.*

   2. **Se + verbo** transitivo en tercera persona del singular + objeto directo: *se alquila farmacia.*

La hora

¿Qué hora es?

Es la una (13,00)
Son las doce (12,00)
Son las doce y cuarto (12,15)
Son las doce y media (12,30)
Es la una menos cuarto (12,45)
Son las doce y diez (12,10)
Son las doce y veinte (12,20)
Es la una menos veinte (12,40)
Es la una menos cinco (12,55)

También se puede decir:

08,45: *las ocho cuarenta y cinco.*
08,00: *las ocho en punto.*
08,15: *las ocho quince.*
08,30: *las ocho treinta.*

Numerales cardinales

1. uno	11. once	21. veintiuno	100. cien/ciento
2. dos	12. doce	22. veintidós	101. ciento uno
3. tres	13. trece	30. treinta	102. ciento dos
4. cuatro	14. catorce	31. treinta y uno	200. doscientos
5. cinco	15. quince	40. cuarenta	210. doscientos diez
6. seis	16. dieciséis	50. cincuenta	300. trescientos
7. siete	17. diecisiete	60. sesenta	400. cuatrocientos
8. ocho	18. dieciocho	70. setenta	500. quinientos
9. nueve	19. diecinueve	80. ochenta	600. seiscientos
10. diez	20. veinte	90. noventa	700. setecientos
			800. ochocientos
			900. novecientos
			1.000. mil
			2.000. dos mil

1.000.000. um millón
2.250.000. dos millones doscientas cincuenta mil, (dos millones y cuarto)
5.500.000. cinco millones quinientos mil, (cinco millones y medio)

Signos de puntuación (II)

El punto (.): se pone después de oraciones con sentido completo (punto y seguido) o de párrafos (punto y aparte): *Le operaron el mes pasado.*

Se debe poner también detrás de las iniciales de las abreviaturas: *Ud., Sr.*

Los dos puntos (:): se emplean para hacer citas textuales: *Ella comentó: «Todas las mañanas me duele la cabeza al levantarme».*

También, detrás del saludo de las cartas: *Muy señor mío:*

Los puntos suspensivos (...): indican que el discurso queda sin terminar.

Afonía: Pérdida o disminución de la voz.

Analgésico: Medicamento que anula o disminuye el dolor.

Asma: Enfermedad respiratoria caracterizada por ataques de disnea, tos y sensación de ahogo.

Audífono: Pequeño aparato que colocado en el oído permite a los sordos oír.

Cardiovascular: Relativo al corazón y vasos sanguíneos.

Cefalea: Dolor de cabeza.

Cistitis: Inflamación de la vejiga urinaria.

Conjuntivitis: Inflamación de la conjuntiva del ojo.

Digestión: Conversión de los alimentos ingeridos en sustancias asimilables.

Escoliosis: Desviación lateral de la columna vertebral.

Hipertensión: Aumento de la presión arterial.

Jaqueca: Cefalea unilateral y pulsátil.

Miopía: Exceso de convexidad del cristalino del ojo que hace que la imagen de objetos distantes se forme antes de llegar a la retina.

Otalgia: Dolor de oídos.

Otitis: Inflamación del oído.

Pólipo: Tumor que se desarrolla en una membrana mucosa.

Receta: Nota que escribe el médico para prescribir un remedio.

Tapón de oídos: Masa de cerumen en el oído externo.

Trasplante de corazón: Implantación del corazón en un organismo receptor con restablecimiento de las conexiones.

Escarificación: Incisión pequeña realizada con la lanceta para la administración de vacunas.

Hepático: Relativo o perteneciente al hígado.

Hipertermia: Elevación de la temperatura corporal.

Inmunizar: Producir resistencia a ciertas enfermedades.

Inoculación: Introducción accidental o voluntaria del principio de una enfermedad.

Sulfonamida: Medicamento útil para combatir las infecciones bacterianas.

Vía intradérmica: Administración de medicamentos dentro de la piel.

Vía intramuscular: Administración de medicamentos dentro del músculo.

Vía oral: Administración de medicamentos por la boca.

Vía subcutánea: Administración de medicamentos debajo de la piel.

Amputar: Separar una parte del cuerpo (miembro, segmento, etc.).

Depresor de la lengua: Instrumento adecuado para la visión del fondo de la cavidad bucal mediante la presión sobre la base de la lengua.

Fonendoscopio: Instrumento que intensifica los sonidos de auscultación.

Grave: (Enfermedades) que ponen la vida en peligro.

Jeringa: Instrumento apto para la administración de medicamentos líquidos.

Parálisis: Pérdida del movimiento.

Rabia: Enfermedad vírica propia de ciertos animales (perro, lobo, gato) que se puede transmitir al hombre.

Riñonera: Bandeja con forma de riñón.

Tensiómetro: Aparato para medir la presión arterial.

Termómetro: Instrumento para medir la temperatura.

Tétanos: Enfermedad infecciosa caracterizada por el espasmo de los músculos.

Adverbios

Los adverbios carecen de género y número. Generalmente van detrás del verbo, aunque algunos suelen ir delante.

a) ***De tiempo:* ayer, hoy, mañana, ahora, antes después, luego, siempre, nunca, todavía, pronto, tarde, temprano, mientras.**

Frases adverbiales **de tiempo:** *por la mañana, por la tarde, por la noche, más tarde, mientras tanto.*

b) ***De lugar:* aquí, ahí, allí, allá, arriba, abajo, delante, detrás, dentro, fuera, cerca, lejos.**

Frases adverbiales **de lugar:** *en el centro, a la derecha, a la izquierda, ahí arriba, allí abajo, más cerca.*

Posesivos

a) Los pronombres y adjetivos tónicos concuerdan en género y número con el objeto poseído:

Singular		Plural	
masculino	*femenino*	*masculino*	*femenino*
mío	mía	míos	mías
tuyo	tuya	tuyos	tuyas
suyo	suya	suyos	suyas
nuestro	nuestra	nuestros	nuestras
vuestro	vuestra	vuestros	vuestras

Ejemplo: *Esa farmacia suya* (función adjetiva). *La nuestra es más moderna* (función pronominal).

b) Los adjetivos átonos van delante del sustantivo.

Singular		Plural	
masculino	*femenino*	*masculino*	*femenino*
mi		mis	
tu		tus	
su		sus	
nuestro	nuestra	nuestros	nuestras
vuestro	vuestra	vuestros	vuestras
su		sus	

Ejemplo: *Nuestras recetas tienen fecha anterior.*

Relativo

Cuyo: se utiliza para expresar la posesión y equivale a: *de quién, del que, del cual.*

Concuerda en género y número con el sustantivo al que acompaña: *El medicamento cuya administración prescribí. Tiene una enfermera cuya eficacia es notoria.*

El futuro imperfecto de indicativo expresa:

a) Una acción futura en relación al momento en que se habla: *Mañana contestaremos a su petición de plaza.*

b) Obligación en futuro, en lugar del imperativo: *Irás a la consulta por la tarde.*

c) Probabilidad, suposición o vacilación: *No sé qué estará haciendo en este momento.*

d) Sorpresa, en oraciones interrogativas y exclamativas: *¿Se atreverá a repetirlo? ¡Tendrá valor!*

Perífrasis verbales con infinitivo:

Acabar de + infinitivo: expresa una acción acabada inmediatamente antes del momento en que se desarrolla la acción: *Acabo de llamarte por teléfono.*

Medidas de longitud

Memoria

Milímetro (mm): milésima parte del metro.
Centímetro (cm): centésima parte del metro.
Decímetro (dm): décima parte del metro.
Metro (m).
Decámetro (Dm): diez metros.
Hectómetro (Hm): cien metros.
Kilómetro (Km): mil metros.

Medidas de superficie
Metro cuadrado (m^2).
Área (a): cien metros cuadrados.
Hectárea (ha): cien áreas.

Operaciones aritméticas
Sumar: $30 + 50 = 80$ (treinta más cincuenta es igual a ochenta).
Restar: $30 - 20 = 10$ (treinta menos veinte es igual a diez).
Multiplicar: $30 \times 10 = 300$ (treinta por diez es igual a trescientos).
Dividir: $30 : 3 = 10$ (treinta entre tres es igual a diez).

UNIDAD 4

Curar: Restablecer la salud.

Diccionario A

Enfermera: Persona que se dedica al cuidado de enfermos.
Hospital: Establecimiento donde se presta atención especializada a los enfermos.
Hospitalización de día: Permanencia de un enfermo en un hospital durante unas horas para recibir un tratamiento.
Hospitalización a domicilio: Cuidados especiales que se prestan al paciente en su domicilio.
Medicina: Arte y Ciencia de tratar y curar las enfermedades del cuerpo humano.
Medicina interna: La que trata las enfermedades que no son objeto de cirugía.
Obstetricia: Parte de la medicina que trata la gestación, parto y puerperio.
Promoción de la salud: Medidas dirigidas a mejorar la salud o estado de bienestar completo (físico, psíquico y social).
Puerperio: Tiempo que inmediatamente sigue al parto. Estado delicado de salud de la mujer en este tiempo.
Quirófano: Local acondicionado para hacer operaciones quirúrgicas.

Antibiótico: Sustancia química producida por un ser vivo o fabricada por síntesis, capaz de paralizar el desarrollo de ciertos microorganismos patógenos. Los antibióticos pueden ser de *amplio* o de *reducido espectro*, según sean activos contra grupos grandes o pequeños de gérmenes.

Dolor: Sensación aflictiva de una parte del cuerpo.

Hernia: Salida de un órgano a través de una abertura natural o patológica.

Inyectar: Introducir a presión un gas, un líquido, o una masa fluida en el interior de un cuerpo o de una cavidad.

Inyección: Introducción de líquido dentro del cuerpo. Líquido o fluido inyectado.

Lista de espera: Organización del orden de consulta o de ingreso.

Microbio: Organismo vivo que sólo es visible al microscopio, como bacterias, infusorios, levaduras, etc.

Otorrinolaringólogo: Médico que trata las enfermedades del oído, nariz y laringe.

Penicilina: Sustancia antibiótica extraida de los cultivos del moho *penicillum notatum*.

Traumatología: Parte de la medicina que estudia y trata los traumatismos y sus defectos.

Dar de alta: Orden que se comunica al enfermo a quien se da por sano, para que vuelva a su vida normal.

Fatiga: Cansancio. Sensación que se experimenta después de un esfuerzo intenso o sostenido.

Histeria: Histerismo. Neurosis caracterizada por síntomas diversos (sensibilidad exagerada, convulsiones, parálisis, etc.).

Laboratorio: Lugar donde se realizan investigaciones, análisis y trabajos experimentales con fines diagnósticos y para la preparación de medicamentos.

Maxilofacial: Relativo a los maxilares y a la cara.

Movilidad: Capacidad de moverse espontáneamente.

Oxígeno: Gas que existe libre en el aire.

Radiología: Estudio de los rayos X y sus aplicaciones al diagnóstico y al tratamiento.

Sonda vesical: Instrumento largo y delgado para el drenaje de la vejiga de la orina.

Futuro hipotético o condicional

Indica una acción futura, un hecho irreal, probable o posible.

a) Futuro en el pasado: *me dijo que me llamaría.*

b) Consejo, sugerencia: *debería tomar menos aspirinas. ¿Le vendría bién a las diez?*

Imperativo

Es el modo con el que se expresan las órdenes, los ruegos, los mandatos, los deseos. Sólo tiene dos formas personales, segunda persona de singular y la de plural (tú, usted, vosotros, ustedes). Las demás formas pertenecen al presente de subjuntivo.

Las prohibiciones requieren también el uso de subjuntivo: *Espere un momento. No me llame mañana.*

Perífrasis con infinitivo

a) **Ir a + infinitivo:** expresa una acción futura inmediata, con matiz de intencionalidad: *Voy a redactar el diagnóstico* (tengo la intención). *Iba a telefonear más tarde* (tenía la intención).

b) **Dejar de + infinitivo:** indica la finalización de una acción que se estaba desarrollando: *Ha dejado de dolerle el riñón.*

Estilo indirecto

En el estilo indirecto, el hablante transmite lo que alguien dice, ha dicho o dirá. Los cambios de estilo directo a indirecto afectan a los tiempos verbales, a las personas gramaticales y a los adverbios de lugar y tiempo.

a) Cuando el hablante transmite un mensaje en presente, los tiempos verbales no sufren variación (excepto el imperativo, que pasa a presente de subjuntivo):

Me quedo a trabajar	*Dice que se queda a trabajar*
Lee el informe	*Dice que leas el informe*

b) Cuando el hablante relata algo en pasado, la correspondencia de tiempos es:

Presente de indicativo........	Imperfecto de indicativo
Imperfecto de indicativo......	Imperfecto de indicativo
Futuro de indicativo..........	Condicional
Indefinido de indicativo......	Pluscuamperfecto de indicativo
Pretérito perfecto de indicativo	Pluscuamperfecto de indicativo
Pluscuamperfecto de indicativo	Pluscuamperfecto de indicativo
Futuro perfecto..............	Condicional perfecto
Condicional..................	Condicional
Imperativo...................	Subjuntivo (imperfecto)
«He consultado al doctor»	*Dijo que había consultado al doctor*

Número de teléfono

Memoria

El número de teléfono se puede decir:

a) Por separado, de izquierda a derecha: 734 28 90 (siete, tres, cuatro, dos, ocho, nueve, cero).

b) 47 32 90 (cuarenta y siete, treinta y dos, noventa).

c) Si tiene siete cifras 2 28 39 50 (dos, veintiocho, treinta y nueve, cincuenta).

UNIDAD 5 .

Ascitis: Acumulación de líquido en la cavidad peritoneal.

Diccionario A

Auscultación: Forma de examen físico que consiste en escuchar los sonidos que se producen dentro del cuerpo.

Circulación colateral: La que se efectúa para evitar un conducto principal atascado.

Edema: Hinchazón blanda de una parte del cuerpo, ocasionada por la acumulación de líquido en el tejido celular.

Epitroclea: Cóndilo o prominencia del húmero.

Equimosis: Coloración azulada de la piel por la rotura de los vasos capilares.

Erupción: Aparición de enrojecimiento o prominencias en la piel.

Espasmo: Contracción involuntaria de un músculo.

Estereognosis: Percepción de la consistencia de los objetos por medio de los sentidos.

Exoftalmos: Protusión anormal del globo del ojo.

Faneras: Denominación médica que se aplica al pelo, uñas, etc.

Fístula: Comunicación anormal de dos órganos entre sí, o con el exterior.

Hemorroides: Dilatación varicosa de las venas en el recto.

Historia clínica: Relación ordenada y detallada de todos los datos de un enfermo relativos a su enfermedad.

Marcha Romberg: Vacilación del cuerpo estando de pie con los ojos cerrados.

Nistagmo: Movimientos involuntarios de los ojos.

Otorrea: Flujo mucoso o purulento procedente del oído.

Petequias: Pequeña mancha en la piel formada por la salida de sangre.

Ptosis: Caída de un órgano.

Úlcera: Herida en la piel o en los tejidos orgánicos de difícil cicatrización.

Diccionario B

Alimentación parenteral: Introducción de la alimentación en forma de suero intravenoso.

Celulosa: Componente sólido de la membrana de los vegetales. Fibra.

Diuresis-hora: Cantidad de orina emitida en una hora.

Dolor pungitivo: Sensación de pinchazo.

Estreñimiento: Retención de las materias fecales a causa de un retraso en el curso del contenido intestinal y la dificultad para su evacuación.

Gastralgia: Dolor de estómago.

Hematemesis: Vómito de sangre digerida procedente del estómago, se conoce como «vómito en posos de café».

Leucemia: Enfermedad cancerosa de los órganos en los que se forman las células sanguíneas.

Palidez: Tono blanquecino transitorio de la cara por un defecto de la circulación sanguínea.

Sonda nasogástrica: Tubo estrecho y flexible que se introduce por la nariz hasta el estómago.

Suero intravenoso: Líquido de distintas composiciones que se inyecta en la vena.

Ulcera duodenal: Herida superficial en el duodeno.

Varices: Dilatación permanente de una vena.

Diccionario C

Antimicrobiano: Que impide el desarrollo de los microbios.

Cardialgia: Sensación dolorosa en la zona del cardias.

Cardias: Orificio que sirve de comunicación entre el estómago y el esófago.

Cefalalgia: Dolor de cabeza.

Desnutrición: Enfermedad producida por un defecto en la asimilación de los alimentos.

Diabetes: Enfermedad que se caracteriza por sed intensa y excesiva secreción de orina.

Enfermedad incurable. Que no se puede curar.

Gripe: Influenza, enfermedad infecciosa epidémica causada por un virus.

Hipersódica: Con mucha sal.

Hipocondrio derecho: Región superior y lateral del abdomen.

Hipoproteica: Con pocas proteínas.

Mialgia: Dolor muscular.

Mutante: Organismo que cambia cuando se reproduce.

Virus: Microorganismo infeccioso que se caracteriza por ser parásito absoluto. Es causa de numerosas enfermedades.

Pronombres reflexivos: Se caracterizan porque siempre se refieren al sujeto de la oración: *Se vuelven los tres en coche.*

Las formas de los pronombres reflexivos coinciden con las de los pronombres personales átonos **(me, te, nos, os),** a excepción de las terceras personas, singular y plural, cuyas formas son: **se, si, consigo,** para el singular y el plural.

Se utilizan con verbos transitivos e indican que la acción recae sobre el mismo sujeto que la ejecuta: *El enfermo se ha quitado el suero.*

Fórmulas para confirmar suposiciones:

¿no? ¿verdad? ¿a que sí? ¿a que no?

Este tratamiento es más eficaz ¿verdad?

Perífrasis con gerundio

a) **Estar + gerundio:** indica que la acción tiene lugar en el momento que se habla: *Estamos trabajando. Le estaban curando.*

b) **Ir + gerundio:** indica que la acción está en desarrollo y que se continúa: *Como te iba diciendo...*

Derivación

Procedimiento por el cual se forman palabras, ampliando o alterando la estructura o significación.

Algunos prefijos:

Ante- indica procedencia en el tiempo, lugar o valoración: *antepasado, antebrazo, antehipófisis.*

Des- indica acción contraria: *deshacer, descalcificación.*

Inter- significa en medio, entre: *intercostales.*

Pre- indica anterioridad en el tiempo, lugar o valoración: *preagónico.*

Ordinales

Indican el lugar o número de orden y concuerdan en género y número con el sustantivo al que acompañan.

1º	primero	20º	vigésimo
2º	segundo	21º	vigésimo primero
3º	tercero	30º	trigésimo
4º	cuarto	40º	cuadragésimo
5º	quinto	50º	quincuagésimo
6º	sexto	60º	sexagésimo
7º	séptimo	70º	septuagésimo
8º	octavo	80º	octogésimo
9º	noveno/nono	90º	nonagésimo
10º	décimo	100º	centésimo
11º	undécimo	1.000º	milésimo
12º	duodécimo		
13º	decimotercero		antepenúltimo
14º	decimocuarto		penúltimo
15º	decimoquinto		último

Primero y tercero pierden, en masculino singular, la -o final cuando van delante del nombre: *Hoy es mi primer día en el hospital.*

Los ordinales se utilizan, en general, hasta el décimo. A partir de ahí suelen sustituirse por los cardinales: *Isabel I (primera), Alfonso XII (doce).*

Números romanos

Esta numeración se utiliza para indicar el número de orden en una sucesión: *Papas, monarcas, nobles; acontecimientos* (congresos, festivales); *siglos, el año de edificación de los monumentos y numeración de los capítulos en los libros:*

Felipe V (quinto)	*Siglo XIII (trece)*
Isabel II (segunda)	*MDCCLV (1755)*
Pablo VI (sexto)	*Capítulo V (quinto).*
I = 1 X = 10	C = 100
V = 5 L = 50	D = 500

$$M = 1.000$$

Uso de preposiciones

Preposición **a:**

a) Acompaña siempre al complemento indirecto de la oración: *Enseñe el hospital a la enfermera.*

b) Acompaña al complemento directo de la oración (persona): *No he visto a tu hermano.*

c) Se usa para expresar la hora: *La consulta es a las cinco.*

d) Indica una situación limítrofe o de contacto: *Nos sentamos a la mesa.*

e) Indica distancia: *La consulta está a dos manzanas de mi casa.*

f) Precede al infinitivo, en contracción con el artículo el (al), para indicar que una acción se desarrolla al mismo tiempo que otra: *al abrir la puerta, lo vi.*

Preposición **por:**

a) Expresa causa o motivo de la acción verbal: *le sube la fiebre por menos de nada.*

b) Expresa tiempo: *Por la mañana hay mucho trabajo.*

c) Indica lugar impreciso, o de paso: *El fonendo estaba por aquí.*

d) Indica cambio o sustitución: *¿podrías hacerlo por mí?*

e) Indica precio o transacción comercial: *Lo alquilamos por treinta mil al mes.*

f) Indica medio, instrumento o manera de hacer algo: *llame por teléfono.*

UNIDAD 6

Diccionario A

Angiografía: Radiografía de las venas.

Bilirrubina: Pigmento biliar rojo que se encuentra en la vesícula biliar.

Colecistectomía: Extirpación de la vesícula biliar.

Colesteremia: Cantidad de colesterol en sangre.

Glucemia: Cantidad de glucosa en sangre.

Granulocito: Glóbulo blanco que contiene gránulos.

Hematocrito: Proporción de glóbulos y plasma en la sangre.

Hemoglobina: Proteína de color rojo existente en los hematíes, encargada de transportar el oxígeno.

Litiasis: Formación de cálculos.

Natremia: Cantidad de sodio en la sangre.

Nefrolitiasis: Formación de cálculos en el riñón.

Quiste: Tumor. Vejiga membranosa que se desarrolla anormalmente en diferentes regiones del cuerpo y que contiene humores o materias alteradas.

Uropatía: Enfermedad de los riñones.

Apendicectomía: Extirpación quirúrgica del apéndice vermiforme.

Cultivo de orina: Análisis para determinar la presencia de microorganismos patógenos en la orina.

Laminectomía Lumbar: Escisión del arco de una vértebra lumbar.

Líquido cefalorraquídeo: Especie de suero que se encuentra en las cavidades del cerebro y de la médula espinal.

Marcapasos: Aparato que proporciona estimulos eléctricos al corazón.

Medulograma: Análisis de la médula espinal u ósea.

Nefrectomía: Extirpación del riñón.

Osteoclastia femoral: Corrección quirúrgica de la desviación del fémur.

Radiografía de tórax: Fotografía por rayos X del pulmón y corazón principalmente.

Sistemático de sangre: Análisis general de sangre.

Bacilo piociánico: Bacilo cuya infección produce pus azul.

Decúbito supino: Posición en la que el cuerpo reposa sobre un plano horizontal.

Dieta: Régimen alimenticio adecuado a una persona, sana o enferma, de unas características determinadas.

Endoscopia: Observación directa de una cavidad del cuerpo mediante la introducción de instrumentos ópticos.

Esterilizar: Destruir los microorganismos patógenos y no patógenos de un objeto.

Flebotrombosis: Trombosis venosa. Obstrucción de una vena por la presencia de un coágulo.

Hemorragia: Pérdida de sangre por rotura de algún vaso.

Laparotomía: Incisión quirúrgica en el abdomen.

Rinoplastia: Reparación quirúrgica de la nariz.

Meteorismo: Acumulación de gases en el intestino.

Rinorrea: Secreción abundante de moco nasal.

Tromboflebitis: Inflamación de una vena por una obstrucción.

Úlcera por decúbito: Herida que se produce en los enfermos encamados por la permanencia en una misma posición.

Adverbios de modo: **bien, mal, mejor, así.** A esta categoría pertenece la mayoría de los adverbios terminados en **-mente**, que se forman añadiendo esta terminación a la forma femenina del adjetivo: *formal/formalmente, perfecta/perfectamente*

Frases adverbiales de modo: **de repente, de nuevo, otra vez...**

Adverbios de tiempo: **ayer, hoy, mañana, ahora, antes, después, luego, siempre, nunca, todavía, pronto, tarde, temprano, mientras.**

Subjuntivo

Es el modo de la realidad, y su uso está determinado por distintas circunstancias.

a) El verbo principal niega la constatación de la realidad: *no creo que esté.*

El sujeto del verbo principal influye sobre el sujeto de la oración subordinada: *le aconsejo que vaya al médico.*

El verbo expresa un juicio de valor: *es lógico que te duela mucho.*

b) Experimentación o no de lo expresado por parte del sujeto de la oración principal: *cuando venga, te avisará.*

El presente indica una acción presente o con matiz futuro: *no creo que responda al tratamiento.*

El pretérito imperfecto puede expresar acción presente, pasada o futura: *Busqué un ambulatorio que estuviera cerca de mi trabajo.*

En frases de cortesía (con los verbos **querer, poder,** etc.), alterna con el condicional: *quisiera que me operara el mejor cirujano.*

Cuando la frase es interrogativa, se usa en condicional: *¿le gustaría acompañarnos?*

El pretérito perfecto indica acción pretérita o futura, pero cuya realidad se presenta como hipótetica: *no creo que haya salido del quirófano.*

El pretérito pluscuamperfecto expresa una acción terminada en un punto del pasado: *no sabía que hubieras traído la historia clínica.*

Oraciones subordinadas temporales

Indican el tiempo en que se realiza la acción de la oración principal. Los nexos principales que se utilizan son: **cuando, en cuanto, como, que, mientras, después, antes.**

Siempre que nos refiramos a una acción futura en relación con la oración principal, hay que utilizar el subjuntivo: *cuando llegue a la cuarta planta, pregunte al vigilante.*

Memoria

Uso de preposiciones

Preposición **para**:

a) Indica finalidad, propósito o destino de la acción verbal: *esa inyección es para tí.*

b) Indica finalidad, también, seguida de infinitivo: *Te ingresarán para operarte.*

c) Indica dirección o término de un movimiento: *la auxiliar ha salido para el laboratorio.*

Preposiciones **de/desde**:

a) Indican origen o punto de partida en el espacio y en el tiempo: *de mi casa al hospital tardo más de dos horas. Desde tu casa sólo es media hora.*

b) **Desde** se utiliza si no se especifica el término de la acción verbal: *no lo veo desde ayer.*

Preposición **en**:

a) Expresa la idea de relación estática, de reposo: *tu amigo está en el hospital.*

b) Indica precio, instrumento o medio: *vine en metro.*

c) Tiene significación modal: *en serio, en broma.*

Para indicar:

Ordenación o enumeración

ante todo	en primer lugar
antes de nada	por último
antes que nada	por fin
por de pronto	finalmente
primero de todo	en cuanto a

a este respecto

al respecto

en lo que concierne a   por lo que se refiere a

en lo concerniente a   por lo que afecta a

en lo que atañe a   por una parte/por otra

en lo tocante a   de un lado/de otro

Demostración

efectivamente   desde luego

en efecto   lo cierto es que

tanto es así que   la verdad es que

por supuesto   sin duda

ciertamente

Restricción o atenuación

sin embargo   a fin de cuentas

con todo   es verdad que

aun así   ahora bien

a pesar de ello   en cambio

así y todo

Adición

además   es más

asimismo   cabe añadir

por otra parte   otro tanto puede decirse de

al mismo tiempo   por el contrario

en cambio

Consecuencia

así   pues así

pues   de ahí que

por tanto   por ende

por lo tanto   total que

por consiguiente   de modo que

en consecuencia   de suerte que

Opinión

a juicio de muchos   en opinión general

a mi (su/tu) entender   opino que

según (...)   en fin

Resumen

en suma   en resumen

total   en resumidas cuentas

en una palabra

Abdomen: Parte del cuerpo comprendida entre el tórax y la pelvis.

Articulación: Unión entre dos o más huesos.

Diccionario A

Costillas verdaderas: Cada uno de los pares de huesos largos que forman la cavidad del tórax y están unidas al esternón.

Cráneo: Conjunto de huesos que limitan y protegen el cerebro.

Crónico: Prolongado por mucho tiempo, opuesto a agudo.

Estrés: Reacciones que se desencadenan en el organismo cuando éste sufre una agresión.

Hipermovilidad articular: Exagerado movimiento de las articulaciones.

Hueso corto: El que tiene sus tres dimensiones casi iguales.

Hueso plano: El que forma la pared de las cavidades, como por ejemplo los huesos del cráneo.

Laxitud articular: Relajación, flojedad de las articulaciones.

Tórax. Pecho: Porción del cuerpo entre el cuello y el abdomen.

Diccionario B

Amputación: Operación quirúrgica para seccionar completamente un miembro en todo su diámetro.

Anemia ferropénica: Disminución de las cifras normales del contenido de hierro en sangre.

Cama traumatológica u ortopédica: Cama en la que se fija una estructura que sirve para reducir fracturas.

Cucharilla de amputación: Cuchara pequeña que tiene los bordes con filo cortante.

Férula: Especie de tablilla metálica que se utiliza para mantener en su posición las partes desplazadas de los huesos fracturados.

Gatillo para hueso: Pinzas fuertes para la extracción de huesos.

Instrumental quirúrgico: Conjunto de instrumentos que se utilizan para las operaciones.

Legra: Instrumento cortante utilizado en cirugía para raspar superficies óseas o mucosas.

Pinza-gubia: Cincel para la extirpación de una parte del hueso.

Periostio: Membrana blanca que envuelve el hueso.

Periostótomo: Instrumento con filo que se utiliza para cortar el periostio.

Vendaje de escayola: Tira de gasa impregnada en yeso que se emplea para corregir fracturas óseas.

Diccionario C

Anestesia: Administración de fármacos para anular la sensibilidad dolorosa.

Anestesia epidural: La que se inyecta en la cavidad raquídea.

Artroscopia: Examen directo del interior de una articulación.

Caloría: Cantidad de calor necesaria para elevar 1°C la temperatura de 1 gramo de agua.

Cirugía endoscópica: Operación que se realiza en una cavidad por medio de instrumentos ópticos.

Cirugía reparadora: La que tiene como finalidad restablecer la integridad anatómica y funcional.

Diagnóstico: Identificación de una enfermedad basándose en sus signos y síntomas.

Especialista: Médico que cultiva una rama determinada de la medicina.

Germen: Microorganismo o bacteria.

Hipocalórico: Con bajo contenido de calorías.

Resonancia magnética: Prueba diagnóstica que se realiza por la intensificación de los sonidos.

Terapia: Tratamiento o alivio de las enfermedades.

Adverbios de cantidad: **más, menos, muy, mucho, poco, demasiado, bastante, todo, nada, casi, algo, sólo, tan, tanto.**

Los adverbios **tanto** y **mucho** se acortan **(tan, muy)** delante de un adjetivo o de un adverbio:

Es un tratamiento muy doloroso...

Ahora estoy muy bien...

Pronombres relativos

Estos pronombres tiene un carácter distinto de los demás, ya que puden sustituir a un sustantivo o a una acción (antecedente), así como servir de enlace entre una oración principal y otra subordinada.

Concuerdan en género y número con el antecedente, siempre que sea posible.

Hay que distinguir entre relativos adjetivos y relativos adverbiales:

Adjetivos: **quien, que, cual, cuales, quienes, cuyo/a, cuanto/a, cuyos/as, cuantos/as**

Adverbios: **Donde, como, cuando.**

Subjuntivo

Se usa el subjuntivo cuando el verbo principal, en tercera persona singular, expresa un juicio de valor:

No es necesario que venga.

Expresiones que llevan subjuntivos:

Es necesario que	*Es fundamental que*
Es lógico que	*Es curioso que*
Es importante que	*Es natural que*

Oraciones subordinadas condicionales

Son aquellas en las que la realización de lo señalado en la oración principal está condicionado por el cumplimiento de lo expresado en la subordinada. Generalmente, este tipo de oraciones se introduce con el nexo *si*.

a) Oración subordinada   Oración principal

Presente de indicativo

Pretérito perfecto de indicativo   { Presente de indicativo / Futuro / Imperativo

Si viene el doctor, me avisas

Si ha venido el doctor,   { *nos veremos / avísame*

Pretérito imperfecto de indicativo   Pretérito imperfecto de indicativo

Si leía mucho, le dolía la cabeza

Pretérito pluscuamperfecto de indicativo { Pretérito imperfecto de indicativo. / Condicional.

Si había tomado las pastillas   { *se curaba / se curaría*

b) Si la acción que se señala es presente o futuro (posible o imposible), se utiliza el imperfecto de subjuntivo. Si la acción es pasado, se utiliza el pluscuamperfecto.

Oración subordinada   Oración principal

Pretérito imperfecto de subjuntivo   Condicional

Si te pusieras las gafas, no te dolería la cabeza

	Pretérito pluscuamperfecto de subjuntivo
Pretérito pluscuamperfecto de subjuntivo	Condicional simple
	Condicional perfecto

	hubieras evitado complicaciones
Si hubieras tomado las pastillas,	*evitarías complicaciones*
	habrías evitado complicaciones.

Memoria

Colectivos relacionados con los números

Sin especificar	Grupos de años
1, unidad	2, bienio
2, par/pareja	3, trienio
3, trío	4, cuatrienio
10, decena	5, quinquenio/lustro
12, docena	6, sexenio
15, quincena	10, década
20, veintena	100, siglo
100, centena/centenar/ciento	1.000, milenio
1.000, mil, miles, millar	

Porcentaje: Número de cualquier clase de cosas que se toma, o se considera, de cada cien de ellas: *el porcentaje de tratamientos con éxito.*

UNIDAD 8

Diccionario A

Alzheimer, enfermedad de: Atrofia cerebral que aparece en la edad senil acompañada de pérdida de memoria.

Demencia: Estado de debilidad de las factultades mentales con pérdida de memoria, de capacidad de juicio, etc.

Geriatría: Parte de la medicina que se ocupa de las enfermedades de la vejez.

Gerontología: Estudio científico de la vejez y sus fenómenos y cualidades.

Microtúbulo: Estructura muy delgada y alargada que se encuentra en el interior de muchas células.

Neurobiología: Estudio de las relaciones del sistema nervioso con el medio ambiente.

Osteoporosis: Defecto de la formación del hueso por falta de calcio.

Próstata: Órgano glandular de los hombres que tiene una función sexual.

Diccionario B

Andador: Trípode que se utiliza para caminar.

Artrosis: Enfermedad degenerativa de las articulaciones.

Bala de oxígeno: Forma de distribución del oxígeno, embotellado en un recipiente de acero.

Dentista: Especialista en los dientes y sus enfermedades.

Hematíe: Glóbulo rojo. Eritrocito. Célula de la sangre.

Jubilado: Persona que ha dejado de trabajar debido a su edad.

Ortopedia: Corrección quirúrgica y mecánica de las desviaciones y deformaciones en general.

Pensión: Sueldo que reciben las personas cuando se jubilan.

Tos: Expulsión violenta del aire de los pulmones.

Diccionario C

Cáncer de pulmón: Tumor maligno en los pulmones (aparato respiratorio)

Cataratas: Opacidad del cristalino del ojo, o de su cápsula, o del humor que existe entre uno y otra.

Creatinina: Producto terminal del metabolismo.

Medicación: Administración de remedios con un fin determinado.

Miógeno: Que se origina en el tejido muscular.

Mioma: Tumor formado por elementos musculares.

Opiáceo: Que contiene opio.

Peritoneo: Membrana que tapiza las paredes abdominales.

Quimioterapia: Tratamiento y curación de una enfermedad mediante la aplicación de remedios químicos.

Gramática

Adverbios de afirmación: **sí, verdaderamente, también.**

Adverbios de negación: **no, nunca, jamás, tampoco.**

Adverbios de duda: **quizá, tal vez, acaso, a lo mejor...**

Futuro de indicativo: expresa una acción que va a suceder: *el médico lo verá el martes a las cinco.*

Puede tener valor de mandato futuro y de obligación: *El cirujano deberá hacer una incisión amplia.*

Subjuntivo

a) Se emplea en oraciones dubitativas. Indica probabilidad detrás de los adverbios **quizá, tal vez, acaso, seguramente, posiblemente:**
    Quizá me operen la próxima semana.
        Posiblemente el médico venga tarde.

b) Para expresar la condicionalidad, la conjunción **si** no admite nunca el presente de subjuntivo como ocurre con las locuciones **siempre que, con tal de que, a no ser que, caso que:**
    El tratamiento será eficaz siempre que lo sigas a rajatabla.
    No me podrán sacar la muela a no ser que se me cure la infección.
    Mañana me operarán a menos que haya una urgencia.

c) **Como,** seguido del presente de subjuntivo, puede tener valor condicional:
    Como sigas gritando así, te vas a poner afónico.

Derivación

Prefijos:

Anti- indica oposición: *anticonceptivo.*

Contra- indica oposición: *contraestimulante.*

Infra- indica inferioridad: *infraclavicular.*

Ultra- indica intensificación: *Ultravioleta.*

Cultismos:

En la formación de palabras intervienen raíces griegas o latinas, sobre todo en terminología científica:

Artro- (articulación): *artrología.*
Bio- (vida): *bioelemento.*
Eritro- (rojo): *eritrocito.*
Hemo- (sangre): *hemorragia.*
Iso- (igual): *isoantígeno.*
Oligo- (poco): *oligotrofia.*

Cultismos para indicar número

1, mono	7, hepta	100, hecta
2, bi/bis	8, octo	1.000, kilo
3, tri/ter	9, enea	10.000, miria
4, tetra	10, deca	
5, penta	11, undeca	
6, hexa/sex	12, duodeca	

Partitivos

Indican la parte de un todo:

1/2, un medio	1/8,	un octavo
1/3, un tercio	1/9,	un noveno
1/4, un cuarto	1/10,	un décimo
1/5, un quinto	1/11,	un onceavo
1/6, un sexto	1/12,	un doceavo
1/7, un séptimo	1/13,	un treceavo

Multiplicativos

Indican idea de colectividad en una cantidad determinada:

Adjetivos	*Sustantivos*
2, doble	doble/duplo
3, triple	triple
4, cuádruple	cuádruplo
5, quíntuple	quíntuplo

Medidas de peso

Miligramo (mg.) milésima parte de un gramo.
Centigramo (cg.) centésima parte de un gramo.
Decigramo (dg.) décima parte de un gramo.
Gramo (g., gr.)
Decagramo (Dg.) diez gramos.
Hectogramo (Hg.) cien gramos.
Kilogramo (Kg.) mil gramos.
Quintal métrico (Q) cien kilos.
Tonelada métrica (T) mil kilos.

Amnesia: Pérdida o debilidad notable de la memoria.

Calcificación: Proceso fisiológico que se produce en el curso de la formación del hueso (unión del hueso o de los segmentos de un hueso).

Contusión: Lesión que se produce en la piel por un golpe fuerte, sin herida.

Fallecer: Morir una persona.

Fractura abierta: Solución de continuidad de un hueso acompañada de una herida que la comunica con el exterior.

Herida incisa: Lesión producida con un objeto cortante.

Herida punzante: Lesión producida con un objeto que penetra.

Ingeniería genética: Estudio y manipulación de los genes.

Luxación: Desplazamiento o dislocación de las superficies articulares de los huesos.

Pancreatitis: Inflamación del páncreas.

Traumatismo: Término general que abarca todas las lesiones internas o externas.

Traumatismo craneoencefálico: El que afecta al cráneo y a su contenido.

Ultrasonido: Sonido cuya frecuencia rebasa el límite de los sonidos audibles.

Codeína: Sustancia que se obtiene del opio y se emplea como calmante.

Comadrona: Enfermera especializada que asiste a la mujer en el momento del parto.

Desfibrilador: Aparato que se utiliza para restaurar el ritmo cardíaco normal.

Electrodo: Instrumento para aplicar directamente la corriente eléctrica al cuerpo.

Fibrilación ventricular: Alteración de la coordinación en la contracción ventricular.

Insuflar: Introducir aire en un órgano o cavidad hueca.

Masaje cardíaco: Método manual que consiste en comprimir el corazón para restaurar los latidos.

Parada cardíaca: Detención de los latidos del corazón.

Tensión arterial: La presión que la sangre ejerce sobre las paredes de las arterias.

Respirador mecánico: Aparato utilizado para la ventilación mecánica de un paciente.

Resucitación: Restablecimiento de la vida por medio de masaje cardíaco y respiración artificial.

Ritmo cardíaco: Sucesión regular y rítmica de la sístole y diástole del corazón.

Auscultar: Método de exámen físico que consiste en escuchar los sonidos que se producen dentro del cuerpo, especialmente los del corazón y los pulmones.

Diástole: Período de dilatación de los ventrículos del corazón y las arterias.

Eritema: Enrojecimiento de la piel.

Escara: Costra negra producida por la mortificación del tejido.

Explorar: Examinar los órganos internos con instrumentos o sin ellos.

Flictena: Ampolla. Lesión en la piel que consiste en una vesícula formada por la epidermis en cuyo interior contiene suero.

Lesión: Daño o alteración de los tejidos como consecuencia de una herida, golpe o enfermedad.

Radiación: Tratamiento con radio o cualquier otra sustancia radiactiva.

Secuela: Lesión que queda después de sufrir una enfermedad.

Sístole: Período de contracción de los ventrículos del corazón y las arterias que alterna con la diástole.

Adjetivos gentilicios: designan a los habitantes de una ciudad, región o país:

— **ino=** filipino, argentino, chino, santanderino.

— **ense=** ovetense, almeriense, gijonense.

— **ano=** peruano, americano, valenciano, riojano.

— **eno=** chileno.

— **eño=** madrileño, extremeño.

— **és=** holandés, neozelandés, francés.

— **aco=** austriaco, polaco.

— **án=** alemán, catalán.

— **io=** canario, sirio.

— **ol=** español.

Estilo directo: es el que utiliza una persona para repetir textualmente las palabras del hablante al que menciona:

El enfermo dijo: «No quiero tomar más pastillas».

Oraciones adversativas

Las oraciones coordinadas adversativas contraponen una oración afirmativa y otra negativa utilizando las conjunciones: **mas, pero, empero, sino, aunque, no obstante, antes bien, sin embargo.**

Oraciones subordinadas concesivas

En las que se hace referencia a la existencia de una dificultad u obstáculo para poder hacer algo. La oración principal indica que se llevará a cabo la acción a pesar de la dificultad. Las dos oraciones se unen por medio de: **aunque, si bien, a pesar de, por más que.**

Temperatura

Para expresar la temperatura se dice:

37°C (treinta y siete grados centígrados)

-2°C (dos grados bajo cero)

0°C (cero grados)

nos: se acentúa porque es esdrújula; 6/poliomielitis: no se acentúa porque es grave o llana y termina en s; 7/cáncer: se acentúa porque es grave o llana y termina en r; 8/infección: se acentúa porque es aguda y termina en n.

3.c

1/sin, para; 2/en, contra; 3/en, de; 4/con; 5/de, del; 6/de, a; 7/de, en; 8/de, hasta.

Sección B

1.a

1/a; 2/c; 3/b; 4/a; 5/a; 6/a.

3.b

Sopa de letras: carnes, pan, frutas, aceite, hortalizas, leche, huevos, legumbres, pescados, patatas.

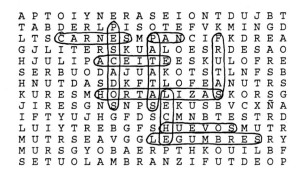

3.c

1/es; 2/está; 3/está; 4/es; 5/está; 6/son.

Sección C

1.a

1/F; 2/V; 3/V; 4/F; 5/F; 6/F; 7/V.

2.b

a-5; b-3; c-7; d-1; e-8; f-4; g-2; h-6.

3.a

1/caducan; 2/gana, tiene; 3/ha comunicado, es; 4/comienza; 5/tengo, puedo; 6/ha programado.

3.b

1/para que; 2/con el fin de; 3/para; 4/ya que; 5/debido a.

3.c

/in-cons-cien-te; /pre-ven-ción; /a-gra-de-ci-mien-to; /dic-cio-na-rio; /mue-lle; /tra-ta-do; /cam-pa-ña; /re-si-dua-les; /po-ta-bi-li-za-ción; /pri-ma-rio.

UNIDAD 2

Sección A

2.b

1/en caso de que; 2/ apenas; 3/a poco de; 4/aunque; 5/aún cuando.

Clave de la solución de los ejercicios

UNIDAD 1

Sección A

1.c

1/armazón; 2/local; 3/ejercicios; 4/epidémicas; 5/mundial; 6/corporación; 7/colaborador; 8/esencial; 9/consonancia; 10/educación.

3.a

/organización: órgano, orgánico-a, organillo, organismo, organista, organizado-a, organizar; /estudio: estudiante, estudiado-a, estudiantil, estudiantina, estudiar, estudioso-a; /función: funcional, funcionamiento, funcionar, funcionario-a; /corte: cortar, corta, cortable, cortado-a, cortadura, cortadillo, cortadura; /lucha: luchar, luchador-a; /vacunación: vacuna, vacunado-a, vacunar, vacunoterapia; /alimentación: alimento, alimentar, alimenticio-a, alimentario-a; /salida: salir, saledizo-a, salido-a, saliente.

3.b

1/vesícula: se acentúa porque es esdrújula; 2/colesterol: no se acentúa porque es aguda y termina en l; 3/ecografía: se acentúa porque es un hiato; 4/córnea: se acentúa porque es esdrújula; 5/téta-

3.a
1/es; 2/está; 3/estaré; 4/es; 5/está; 6/son; 7/es; 8/es.

3.b
1/ en, con, de; 2/en, para, en; 3/en, de; 4/sobre, de, desde, hasta; 5/para; 6/de, de; 7/para.

4.a
a/funcionar; b/confiar; c/expulsar; d/sangrar; e/escayolar; f/infectar; g/retener; h/turnar; i/tratar; j/suturar.

4.b
1/transmisión: se acentúa porque es aguda y termina en n; 2/cutáneo: se acentúa porque es esdrújula; 3/inyección: se acentúa porque es aguda y termina en n; 4/endocrinólogo: se acentúa porque es esdrújula; 5/hiposódico: se acentúa porque es esdrújula; 6/virus: no se acentúa porque es grave o llana y termina en s; 7/escáner: se acentúa porque es grave o llana y termina en r; 8/oral: no se acentúa porque es aguda y termina en l; 9/epidemiología: se acentúa porque es hiato; 10/antibiótico: se acentúa porque es esdrújula; 11/hemitórax: se acentúa porque es grave o llana y termina en x; 12/fisiología: se acentúa porque es un hiato.

Sección B

1.c
1/no; 2/sí; 3/no; 4/sí; 5/sí.

1.d
a/investigaciones; b/evidencian; c/reciente; d/pasado; e/necesita; f/descubrir; g/confirmaban; h/demasiados; i/presionados; j/entusiasmados; k/noticia; l/esperanzas.

2.c
1/mejor; 2/sólida; 3/confidencial; 4/eficiente; 5/inmejorable.

3.a
1/ha dicho; 2/han avisado; 3/sirven; 4/ha traído; 5/funciona.

3.b
1/comunicación; 2/recado; 3/dificultad; 4/padecer; 5/vigilancia; 6/dejadez; 7/gravoso; 8/morir; 9/colaborar; 10/aumento.

3.c
1/para que; 2/puesto que; 3/para; 4/por consiguiente; 5/por lo tanto; 6/porque.

4.a
1-D, 2-F, 3-B, 4-A, 5-E, 6-C.

Sección C

1.a
1/a; 2/c; 3/b; 4/a; 5/c; 6/a.

3.b
a/sueros; b/desinfectantes; c/encuestas; d/bíceps; e/análisis; f/rojeces; g/amabilidades; h/declaraciones; i/tensiones; j/sarampiones.

3.c
1/cuándo; 2/dónde; 3/cuánto; 4/cómo; 5/cuántos, cuántas; 6/cómo, cuándo; 7/cuánto.

UNIDAD 3

Sección A

1.c
1/no; 2/no; 3/sí; 4/no; 5/sí; 6/no; 7/no; 8/sí; 9/sí.

2.a
1/No, no voy con tanta frecuencia como el año pasado, voy con menos frecuencia; 2/No, no voy tan a menudo como iba hace dos años, ahora voy menos veces al año; 3/Sí, está tan cerca como de la oficina; 4/No, no me duele tanto, me duele bastante menos; 5/No, no tengo tanta afonía, ahora tengo menos.

3.a
1-f; 2-d y h; 3-a y b; 4-c; 5-g; 8 e, i; 6, 7 y 9 ninguna.

3.b
1/para, de; 2/a, hasta, de; 3/de, para; 4/en, para; 5/hasta, de; 6/a, para; 7/de, con; 8/de, para, del.

3.c
a/los dolores; b/los tapones; c/las consultas; d/las pruebas; e/las enfermeras; f/los insomnios; g/los analgésicos; h/los regímenes; i/las graduaciones; j/los doctores; k/los hospitales; l/las digestiones.

3.d
1/está; 2/era; 3/están; 4/estoy; 5/es; 6/estoy; 7/es.

4.d
le; me; le; lo; usted; me; le; la.

Sección B

1.a
1/F; 2/V; 3/V; 4/F; 5/V; 6/F.

1.c

a-3; b-4; c-5; d-2; e-1.

3.a

1/a, al, para, contra; 2/en, con; 3/en; 4/para, de, a; 5/con, a.

3.b

/an-ti-po-lio-mie-lí-ti-ca; /an-ti-te-tá-ni-ca; /in-mu-ni-za-ción; /con-sul-to-rio; /am-bu-la-to-rio; /pe-dia-trí-a; /va-cu-na-ción; /i-no-cu-la-ción; /se-ro-te-ra-pia; /sul-fo-na-mi-da.

3.c

1/evite; 2/olvide; 3/exija; 4/procure; 5/descuide; 6/sea; 7/confíe.

Sección C

1.a

1/b; 2/c; 3/a; 4/a; 5/b; 6/b; 7/b; 8/b.

1.c

a/capacidad; b/curación; c/leve; d/improrrogable; e/negligente; f/perezoso.

3.b

1-c; 2-d; 3-e; 4-a; 5-b; 6-f.

3.c

1/enfermo: enfermar, enfermedad, enfermería, enfermero-a, enfermizo-a, enfermucho-a; 2/médico: medicable, medicación, medicamento, medicar, medicina, medicucho, mediquillo; 3/parálisis: paralítico-a, paralización, paralizado-a, paralizar, paralizarse; 4/tétanos: tetania, tetánico-a; 5/incapaz: incapacidad, incapacitado, incapacitar; 6/hospital: hospitalario, hospitalidad, hospicio, hospitalizar; 7/amputar: amputación, amputado-a; 8/rabia: rabieta, rabietillas, rabiosamente, rabioso-a.

UNIDAD 4

Sección A

1.b

1-c; 2-a; 3-d; 4-f; 5-b; 6-e; 7-g; 8-h.

2.a

1/trabajo, trabajaba; 2/pasa, pasaba; 3/coordina, coordinaba; 4/está, estaba.

3.a

a/curación; b/asesoramiento; c/rehabilitación; d/operación; e/consulta; f/atención; g/hospitalización; h/admisión; i/gestión; j/análisis.

3.b

admisión; consultas externas; suministros; medicina; gerente; división médica; hostelería; obstetricia; obras; quirófano

Sección B

1.a

1/F; 2/F; 3/F; 4/F; 5/V; 6/V.

3.a

1/han avisado, ingrese; 2/ha citado; 3/comunica presente; 4/ha ingresado, ha depositado; 5/estoy, operen.

3.b

1/quién; 2/qué; 3/quién; 4/cuál; 5/quién; 6/qué.

4.b

1/Fleming descubre la penicilina en 1928; 2/Los bacilos son bacterias con forma de bastón; 3/El bacilo de Koch produce la tuberculosis; 4/La vacuna antipolio se administra por vía oral; 5/La cama del hospital es articulada; 6/Los antibióticos curan las infecciones por microbios; 7/Los trasplantes de riñón salvan muchas vidas.

Sección C

1.a

1/F; 2/V; 3/F; 4/V; 5/F; 6/F; 7/V; 8/F.

3.a

1/tenía; 2/trajo, llevó; 3/llamé, tardó; 4/solía levantarme, senté; 5/sacó, puso, tenía; 6/trajo, colocó.

3.c

1/mejor... que; 2/más ... que; 3/tantos ... cuanto; 4/menos ... que; 5/tal ... como.

4.c

1/en, de; 2/en, de, de; 3/en, de; 4/con; 5/de, con, de, a; 6/para.

Sección A

1.a

	APARATO LOCOMOTOR	TÓRAX	ABDOMEN
HÍGADO			X
COLUMNA VERTEBRAL	X		
CORAZÓN		X	
PULMÓN		X	
ANTEBRAZO	X		
ESTÓMAGO			X
RECTO			X
ESÓFAGO		X	
RODILLA	X		
RIÑÓN			X
COLON			X
MANO	X		

1.b
1/erupción; 2/cráneo; 3/conjuntiva; 4/labios; 5/tórax; 6/riñón; 7/latido; 8/faringe.

3.b
a/otitis; b/glositis; c/meningitis; d/encefalitis; e/flebitis; f/conjuntivitis; g/bronquitis; h/pancreatitis; i/gingivitis; j/faringitis; k/gastritis; l/endometritis; m/laringitis; n/neuritis.

3.c
/le; /me; /le; /lo; /me, me las, me; /usted; /me; /usted, le, lo.

4.b
a/quince miligramos por vía intramuscular; b/veintiocho gramos por vía oral; c/veintiséis centímetros cúbicos en suero; d/cuarenta y ocho mililitros por vía subcutánea; e/treinta y siete milímetros cúbicos por vía intravenosa.

Sección B

1.a
1/F; 2/V; 3/V; 4/F; 5/V; 6/V; 7/F.

2.d
1-f; 2-e; 3-g; 4-a; 5-d; 6-b; 7-c.

3.a
1/El Sr. Fernández está ingresado en el hospital; 2/la hematemesis es un síntoma de úlcera gástrica; 3/la enfermera de la planta séptima está de vacaciones; 4/los alimentos picantes no son buenos para el estómago; 5/los medicamentos están colocados por orden alfabético en la farmacia; 6/el alcohol es irritante para el estómago; 7/el banco de sangre está en la primera planta.

4.a
1/la, el; 2/el, la; 3/la, el; 4/el, el; 5/el, la, el;6/la, los; 7/la, las; 8/la, la, los.

4.b
a-5; b-6; c-1; d-7; e-2; f-8; g-9; h-4; i-3.

Sección C

1.c
1/F; 2/V; 3/F; 4/F; 5/V; 6/V, 7/F; 8/F.

3.a
1/en, de, desde, de; 2/por; 3/a, para, a; 4/a; 5/entre; 6/con, de.

3.b
1/des-nu-tri-do; 2/of-tal-mo-lo-gí-a; 3/hi-po-protéi-ca; 4/der-ma-tó-lo-go; 5/neu-ró-lo-go; 6/tra-ta-mien-to; 7/ce-fa-lal-gia; 8/dia-bé-ti-ca; 9/hi-per-só-di-ca; 10/gló-bu-lo; 11/ví-ri-co; 12/i-rri-ta-ción; 13/úl-ce-ra; 14/car-di-al-gia.

Sección A

1.a
1/F; 2/V; 3/F; 4/V; 5/V; 6/F; 7/V.

1.c

PARÁMETRO	SANGRE	ORINA
creatinina	X	
densidad		X
hemoglobina	X	
sedimento		X
colesterol	X	
pigmentos biliares		X
granulocito	X	
acetona		X
fósforo	X	

3.a

1-e; 2-g; 3-c; 4-b; 5-d; 6-f; 7-a

3.c

1/de, de, a; 2/hasta; 3/para; 4/de, en; 5/desde; 6/a, de; 7/en, de; 8/en, con; 9/para, de; 10/para, de.

3.d

1/hipertensión, hipotensión; 2/hipertermia, hipotermia; 3/hiperalgesia, hipoalgesia; 4/hiperglobulia, hipoglobulia; 5/hiperglucemia, hipoglucemia; 6/hipernatremia, hiponatremia; 7/hiperactividad, hipoactividad; 8/hipercolesteremia, hipocolesteremia.

4.a

Vesícula biliar ausente por colecistectomía previa. /Hígado de dimensiones y patrón ecogénico normal. /Páncreas y estructuras de la línea media inaccesibles. /La próstata muestra un aumento global de sus dimensiones. /En conjunto no se aprecian cambios con respecto a la anterior.

4.b

1-D-f; 2-G-c; 3-H-k; 4-B-b; 5-K-i; 6-A-d; 7-J-a; 8-F-j; 9-E-h; 10-I-g; 11-C-e.

Sección B

1.a

1/b; 2/c; 3/a; 4/a; 5/c; 6/b.

1.b

1/sí; 2/sí; 3/no; 4/no; 5/sí.

3.a

1/La hermana de mi amiga ya no está ingresada en el hospital; 2/Mi tía trabaja en este hospital como neuróloga; 3/¿Me puede decir cuánto tiempo estará ingresada mi nieta?; 4/La cirujana jefa llamó para decir que se encontraba enferma; 7/La Dra. Gómez es la cirujana más eficiente del quirófano.

3.b

1/histerectomía, histerotomía; 2/ nefrectomía, nefrotomía; 3/hepatectomía, hepatotomía; 4/neumectomía, neumotomía; 5/pancreatectomía; pancreatotomía; 6/Laringectomía, laringotomía.

Sección C

1.b

1-c; 2-d; 3-e; 4-b; 5-g; 6-a; 7-f.

3.b

1/está; 2/son; 3/están; 4/es; 5/estar; 6/es; 7/está; 8/estaba; 9/estoy; 10/está.

3.c

a/la operación; b/la preparación; c/la toma; d/la apertura; e/el cierre; f/la esterilización; g/la desinfección; h/la retención; i/el uso; j/el cambio; k/ la

sustitución; l/la corrección; m/la enucleación; n/la trepanación.

4.a

Srta. Julia Prieto Balaguer
Resumen de la historia clínica.
Paciente de 24 años de edad que, desde hace 3 años, presenta episodios de obstrucción nasal, estornudos en salvas y rinorrea. Sintomatología que se presenta especialmente en los períodos de polinización.
Exploración:
Los tests cutáneos de hipersensibilidad inmediata han sido positivos a pólenes de gramínea y olea y negativos al resto de los inhalantes comunes ambientales. Resto de la exploración normal.

4.b

a-4; b-3; c-5; d-7; e-1; f-2; g-6.

UNIDAD 7

Sección A

1.b

1/b; 2/a; 3/b; 4/b; 5/a; 6/b; 7/b.

Sección B

1.a

1/F; 2/V; 3/V; 4/F; 5/F; 6/V; 7/V; 8/F.

1.b

1/Cucharilla de Volkmann; 2/Gubia; 3/Martillo; 4/Cucharilla de amputación; 5/Gatillo para huesos; 6/Periostótomo o legra de Farabeuf; 7/Periostótomo costal de Doyen; 8/Gubia de doble articulación de Stille.

3.a

1/en, para, de, de; 2/de, por; 3/a, sobre, en, de, por, de, de; 4/en, en, de, de; 5/para, de; 6/de, por, de.

3.b

1/quita; 2/avisan, empiece; 3/opina, necesite; 4/sirven; 5/puede, tiene; 6/ llaman, vaya.

4.a

a/i.m.; b/i.v.; c/cdad.; d/v.o.; e/LCR; f/Dr.; g/teléf.; h/tto.; i/ARN; j/ECG.

Sección C

3.a

1/hipocalórico: se acentúa porque es esdrújula; 2/realizar: no se acentúa porque es aguda y termina en r; 3/termolábil: se acentúa porque es grave o llana y termina en l; 4/proteínas: se acentúa porque es un hiato; 5/diagnóstico: se acentúa porque es esdrújula; 6/cirugía: se acentúa porque es un hiato; 7/intervención: se acentúa porque es aguda y termina en n; 8/anestesia: no se acentúa porque es grave o llana y termina en vocal; 9/quirófano: se acentúa porque es esdrújula; 10/control: no se acentúa porque es aguda y termina en l.

3.b
1-d; 2-g; 3-e; 4-h; 5-a; 6-j; 7-b; 8-i; 9-c; 10-f.

UNIDAD 8

Sección A

3.a
a/conversación; b/desarrollo; c/provocación; d/investigación; e/descubrimiento; f/información; g/enfermedad; h/daño; i/existencia; j/orientación; k/acusación; l/recomendación.

3.d
1/las enfermeras necesitan tener más paciencia que las auxiliares, las enfermeras necesitan tener menos paciencia que las auxiliares, las enfermeras necesitan tener la misma paciencia que las auxiliares; 2/la profesión de médico exige más años de estudios que la de A.T.S., la profesión de médico exige menos años de estudios que la de A.T.S., la profesión de médico necesita los mismos años de estudios que la de A.T.S.; 3/los ancianos necesitan comer más que los jóvenes, los ancianos necesitan comer menos que los jóvenes, los ancianos necesitan comer lo mismo que los jóvenes; 4/el número de ancianos en el año 2000 será mayor que en 1960, el número de ancianos en el año 2000 será menor que en 1960, el número de ancianos en el año 2000 será igual que en 1960; 5/los tratamientos geriátricos son más costosos que los de la infancia, los tratamientos geriátricos son menos costosos que los de la infancia, los tratamientos geriátricos son igual de costosos que los de la infancia.

4.b
a/escocer:escocedura, escocido-a, escocimiento, escozor; b/origen: original, originalidad, originalmente, originar, originariamente, originario; c/agonía: agónico-a, agonioso-a, agonista, agonizante, agonizar; d/discutir: discusión, discusivo-a, discutible, discutidor; e/orientación: orientado-a, orientador-a, oriental, orientalismo, orientalista, orientar, oriente; f/investigar: investigación, investigador-a;

4.c
1/adecuada; 2/eficaces; 3/necesario; 4/específico; 5/limpio, silencioso.

Sección B

1.a
1/b; 2/c; 3/c; 4/c; 5/b; 6/b; 7/a; 8/a.

3.a
1/le; 2/le; 3/lo; 4/la; 5/le; 6/lo.

3.b
aprobó; sigue; se presentaron; ha optado; pagarán; cederán.

3.c
1/a fuerza de; 2/a fin de que; 3/a fin de; 4/a condición de que.

Sección C

1.a
1/F; 2/V; 3/F; 4/F; 5/V; 6/V.

1.c
a-4-C; b-6-D; c-10-B; d-8-H; e-7-F; f-1-A; g-2-J; h-5-I; i-3-G; j-9-E

3.a
1/periostio: no se acentúa porque es grave o llana y termina en o; 2/ahínco: se acentúa porque es un hiato; 3/miógeno: se acentúa porque es esdrújula; 4/miopía: se acentúa porque es un hiato; 5/opiáceo: se acentúa porque es esdrújula; 6/sabéis: se acentúa porque es aguda y termina en s; 8/medicación: se acentúa porque es aguda y termina en n; 9/maíz: se acentúa porque es un hiato.

3.b
1/operará; 2/llame; 3/había recetado; 4/acuda; 5/había anulado.

3.c
1/El cirujano comunicó a su equipo: «La operación prevista para el martes se retrasará a la semana siguiente»; 2/La Srta. Cermeño le dijo al auxiliar: «Llévele un calmante al enfermo de la cama 2.012»; 3/El analista me dijo: «Vuelva el lunes a las ocho»; 4/El Dr. Cano me dijo: «Vaya al archivo a buscar la historia de D. Fernando Vázquez»; 5/El fisioterapeuta nos aconsejó: «El niño tiene que hacer los ejercicios si quiere recuperar el movimiento de las piernas»; 6/El jefe clínico de medicina interna nos informó: «El gerente del hospital se jubilará el mes próximo».

UNIDAD 9

Sección A

1.a
1/a; 2/b; 3/c; 4/a; 5/a.

1.b

	FRACTURA	HEMORRAGIA	HERIDA
ARTERIAL		X	
ABIERTA	X		
CONTUSA			X
CERRADA	X		
PUNZANTE			X
VENOSA		X	
INCISA			X
CAPILAR		X	

3.a
l/usted; 2/conmigo; 3/ti; 4/vosotros; 5/contigo; 6/mi.

3.b.
1/cuya; 2/cual; 3/que; 4/cuya; 5/ cuyas.

3.c
a/con-so-li-dar; b/am-ne-sia; c/re-cu-pe-ra-ción; d/tras-la-dar; e/re-ha-bi-li-ta-ción; f/fun-ción; g/cons-tan-te; h/frac-tu-ra; i/ver-te-bral; j/a-de-cua-do.

4.b
1-c; 2-d; 3-f; 4-g; 5-a; 6-i; 7-h; 8-e; 9-b.

Sección B

1.a
1/V; 2/F; 3/V; 4/V; 5/F; 6/F.

3.a
1/según; 2/tan pronto como; 3/antes de que; 4/siempre que; 5/ya que.

3.b
1/ruego, envíen; 2/atienda; 3/han trabajado; 4/espera sean respetadas; 5/debes; 6/ha habido/han agotado.

Sección C

1.a
1/no; 2/sí; 3/sí; 4/no; 5/sí.

1.b
quemadura; llamas; fuego; eritema; lesión; flictena; calor; costra; escara; ampolla.

```
L T R N I O T I S T R X Ñ P L Z
A B C K R L L S M I T N A U B O
E U T F N C L Z K E Q I N R S M
C A Q U E M A D U R A N T R D P
K A R E T N M L V I R Z F R Ñ P
T Ñ D G Z G A M Z T D E R T I S
L X T O V N S K L E S I O N T P
P R S Q T I O R I M F T U I A Z
N I E T R S X W C A L O R T A N
Z C D F E G H T O K I M J N L U
S D R T S R T G S H C B G F R Q
X F N B C L O E T R T K L Ñ S E
V I M J A F R D R A E V G H J Q
W D E R R G V F A Ñ N J A D F I
Ñ F T R A M P O L L A X T H J U
```

3.a
1/las normas hospitalarias prescriben que en los hospitales se debe guardar silencio; 2/el paciente respondió que le dolía mucho la cabeza y que veía borroso; 3/El traumatólogo me pidió que le trajera las radiografías la próxima vez que viniera a revisión; 4/el gerente del hospital ordenó que trasladaran al paciente de la cama 2.008 al servicio de cardiología; 5/la enfermera dijo al paciente que se levantara y pasease y luego se sentase en el sillón hasta que ella volviera.

3.b
a/quemar: quemarse, quemadero, quema, quemado-a, quemador-a, quemadura, quemazón; b/operar: operable, ópera, operación operante, operador-a, operario, operativo; c/autorizar: autor-a, autoridad, autoritario-a, autoritarismo, autorizamiento; d/ordenar: ordenación, orden, ordenador, ordenado-a, ordenancista, ordenanza, ordinal, ordinariez; e/inyectar: inyección, inyectable, inyectado-a, inyectar; f/explorar: exploración, explorado-a, explorador, exploratorio-a; g/radiar: radiación, radiado, radiador, radiografía, radiograma, radiología, radiólogo; h/disponer: disponibilidad, disponible, disposición, dispositivo, dispuesto; i/actuar: actuante, actualidad, actualizar, actuación, actriz, actual; j/curar: cura, curable, curación, curativo, curita, curadillo, curandero.

3.c
1/mejorado, nuevo; 2/eficiente; 3/competente; 4/oportunas; 5/asombrosa; 6/doloroso.

Apéndice de abreviaturas y siglas

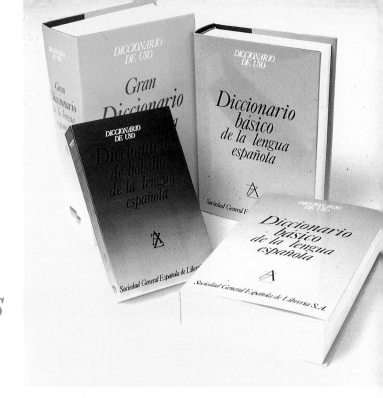

ABREVIATURAS

A. ....Amperio
a. ....Arteria
aa. ....[en recetas] de cada uno
Admón. ....Administración
apdo. o aptado. .....Apartado (Correos)
Art. o Artº. ....Artículo
Avda. ....Avenida

B.O.E. ....Boletín Oficial del Estado

c/ ....Cada
cad. ....Caducidad
cal. ....Caloría
c/ ....Calle
cap. o capº. ....Capítulo
Cdad. ....Ciudad
cg. ....Centigramo
cl. ....Centilitro
cm. ....Centímetro
cm². ....Centímetro cuadrado
cc., cm³. ....Centímetro cúbico
Cód. ....Código

D. ....Don
Dª. ....Doña
Dg. ....Decagramo
Dl. ....Decalitro
dl. ....Decilitro
Dm. ....Decámetro
dm. ....Decímetro
dpto. ....Departamento
dcha. ....Derecha
d/. ....Día(s)
Dp/ ....[en recetas] Despachese
Dtor. ....Director
Dr. ....Doctor

Ed. ....Edición, editor, editorial
ej. ....Ejemplo

E. ....Electrón
entlo. ....Entresuelo
e. ....Escarificación
E. ....Este (punto cardinal)
etc. ....Etcétera
ext. ....Exterior

F. ....Fahrenheit, faradio
fcha. ....Fecha

g. ....Gramo
gral. ....General
G.P., g/p. ....Giro postal
G.T., g/t. ....Giro telegráfico

Ha. ....Hectárea
Hg. ....Hectogramo
Hl. ....Hectolitro
Hm. ....Hectómetro
Hgb. ....Hemoglobina
Hnos. ....Hermanos
h. ....Hora

ib., ibíd. ....Ibídem
íd. ....Ídem
Ig. ....Inmunoglobulina
Ilmo. ....Ilustrísimo
Impto. ....Impuesto
i.a. ....Intraarterial
i.c ....Intracutáneo
i.d. ....Intradérmico
i.m./I.M. ....Intramuscular
i.v./I.V. ....Intravenoso

Juz.º ....Juzgado

Kg. ....Kilogramo

Km. ....Kilómetro
Km/h ....Kilómetro por hora

L. ....Lactobacillus
Ldo. ....Licenciado
l. ....Litro

Máx. ....Máximo/a
m., mts. ....Metro(s)
m². ....Metro cuadrado
m³. ....Metro cúbico
M. ....Micrococcus
m.A. ....Miliamperio
mEq. ....Miliequivalente
mg. ....Miligramo
ml. ....Mililitro
mm. ....Milímetro
mm³. ....Milímetro cúbico
mín. ....Mínimo/a
m. ....Minuto
Mod. ....Modelo

N. ....Norte (punto cardinal)
NA. ....Nómina anatómica
NE. ....Nordeste
NO. ....Noroeste
n/ ....Nuestro/a
Núm., nº ....Número

o/ ....Orden
O.M. ....Orden ministerial

pág. ....Página
pº. ....Paseo
pta., pts., ptas. ....Peseta(s)
P.N. ....Peso neto
Pl. ....Plaza
% ....Por ciento

p.ej. ....Por ejemplo
p.o., P.O., p/o. ....Por orden
P.V.P. ....Precio de venta al público
prov. ....Provincia
P. ....Pulso

R. ....Respiración
r.p.m ....Revoluciones por minuto

Sr. ....Señor
Sra. ....Señora
Srta. ....Señorita
s/n. ....Sin número

ss., sigs. ....Siguientes
S.E. ....Su Excelencia
S.M. ....Su Majestad
s.c. ....Subcutánea
SE. ....Sudeste
SO. ....Suroeste

Tel., Teléf. ....Teléfono
T. ....Temperatura
Tít. ....Título
t. ....Tomo
Tm. ....Tonelada métrica

últ. ....Último
U. ....Unidad
Ud. Uds. ....Usted/Ustedes
v. ....Véase
V. ....Vena
vto. ....Vencimiento
v.g., v.gr. ....Verbigracia
v.o. ....Vía oral
V.ºB.º ....Visto bueno
Vda. ....Viuda
vol. ....Volumen
V.I. ....Vuestra Ilustrísima
V.E. ....Vuestra Excelencia

SIGLAS

ACTH: Hormona adrenocorticotropa.
ACV: Accidente vascular cerebral.
ADN: Ácido desoxirribonucléico.
AFP: Alfalfetoproteína.
AID: Inseminación artificial por donante.
AINE: Fármaco antiinflamatorio no esteroide.
AIT: Ataque isquémico transitorio.
AR: Artritis reumatoide.
ARN: Ácido ribonucléico.
ATS: Ayudante técnico sanitario.
AV: Aurículo-ventricular.
AVM: Ácido vanilmandélico.

BCG: Bacilo de Calmette-Guérin.
BHE: Barrera hematoencefálica.

CID: Coagulación intravascular diseminada.
CPT: Capacidad pulmonar total.
DIU: Dispositivo intrauterino anticonceptivo.
DTT: Difteria-tétanos-tos ferina.
DUE/DE: Diplomada universitaria en enfermería.
ECG: Electrocardiograma.
ECT: Electrochoqueterapia.
EEG: Electroencéfalograma.
ETS: Enfermedad de transmisión sexual.

FAO: Organización para el fomento de la agricultura.
FCF: Fracuencia cardíaca fetal.
FG: Tasa de filtración glomerular.
FIV: Fertilización in vitro.
FSH: Hormona estimulante del folículo.
FSR: Flujo sanguíneo renal.

GCT: Gonadotropina coriónica humana.
GOT: Transaminasa glutámico oxalacética.
GPT: Transaminasa glutámico pirúvica.

HC: Hormona del crecimiento.
HCS: Hormona córtico-suprarrenal.
HDL: Lipoproteína de alta densidad.
HDLC: Colesterol unido a las lipoproteínas de alta densidad.
HLA: Antígeno linfocitario humano.
HLV: Virus semejante al del herpes.

ICC: Insuficiencia cardíaca congestiva.
IM: Infarto de miocardio.
IMAO: Inhibidor de la monoaminooxidasa.
IMC: Índice de masa corporal.
INSALUD: Instituto nacional de la salud.
INSERSO: Instituto nacional de servicios sociales.
INSS: Instituto nacional de la seguridad social.
IVU: Infección de las vías urinarias.

LCR: Líquido cefalorraquídeo.
LDH: Lacto dehidrogenasa láctica.
LDL: Lipoproteína de baja densidad.
LH: Hormona luteinizante.

MB: Tasa de metabolismo basal.

OMS: Organización Mundial de la Salud.
ONU: Organización de las Naciones Unidas.
ORL: Otorrinolaringólogo.

PA: Presión arterial.
PIC: Presión intracraneal.
PL: Punción lumbar.
PVC: Presión venosa central.

RAST: Prueba radioalergosorbente.
SIDA: Síndrome de inmunodeficiencia adquirida.
SNC: Sistema nervioso central.
SRE: Sistema reticuloendotelial.

TAC: Tomografía axial computerizada.
TB: Tuberculosis.
TSH: Hormona estimulante del tiroides.

UCC: Unidad de cuidados coronarios.
UCI: Unidad de cuidados intensivos.
UNESCO: Organización de las Naciones Unidas para la educación, la ciencia y la cultura.

VCM: Volumen corpuscular medio.
VEF: Volumen espiratorio forzado.
VHS: Virus del herpes simple.
VIH: Virus de la inmunodeficiencia humana.
VSG: velocidad de sedimentación globular.

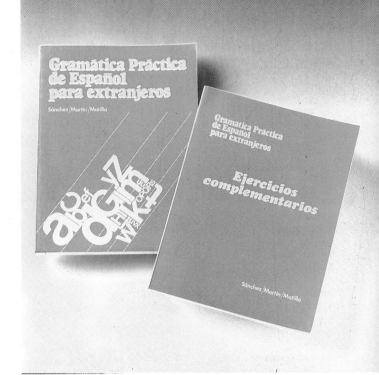

Glosario

Español	Inglés	Francés	Alemán
A			
Abdomen	abdomen	abdomen	Abdomen
Accidente de circulación	road traffic accident (RTA)	accident de la route	Verkehrsunfall
Acetona	ketone	cétone	Keton, Ketonkörper
Ácido desoxirribonucléico (ADN)	deoxyribonucleic acid (DNA)	acide désoxyribonucléique (ADN)	Desoxyribonukleinsäure (DNS)
Ácido ribonucléico (ARN)	ribonucleic acid (RNA)	acide ribonucléique (RNA)	Ribonukleinsäure (RNA)
Acné	acne	acné	Akne
Acupuntura	acupuncture	acupuncture	Akupunktur
Adenocarcinoma	adenocarcinoma	adénocarcinome	Adenokarzinom
Adenoma	adenoma	adénome	Adenom
Adenovirus	adenovirus	adénovirus	Adenovirus
Adolescencia	adolescence	adolescence	Adoleszenz, Jugendalter
Adrenalina	adrenaline	adrénaline	Adrenalin
Aerofagia	aerophagia	aérophagie	Aerophagie, Luftschlucken
Aerosol	aerosol	aérosol	Aerosol
Afebril	afebrile	afébrile	fieberfrei
Aglutinina	agglutinin	agglutinine	Agglutinin
Agranulocitosis	agranulocytosis	agranulocytose	Agranulozytose
Agudeza	acuity	acuité	Schärfe
Agudeza visual	visual acuity	acuité visuelle	Sehschärfe
Aguja	needle	aiguille	Kanüle, Nadel
Aislamiento	isolation	isolement	Isolierung
Albúmina	albumin	albumine	Albumin
Alcalino	alkaline	alcalin	alkalisch, basisch
Alcohol	alcohol	alcool	Alkohol
Alergeno	allergen	allergène	Allergen
Alergia	allergy	allergie	Allergie
Aliento	breath	haleine	Atemzug, Atem
Alimentación	alimentation	alimentation	Ernährung
Alvéolo	alveolus	alvéole	Alveole
Ambliopía	amblyopia	amblyopie	Amblyopie, Sehschwäche
Ambulatorio	ambulatory	ambulatoire	ambulant
Amígdalas	tonsils	amygdales	Tonsillen, Mandeln
Amigdalitis	tonsillitis	angine	Tonsillitis, Mandelentzündung
Amnesia	amnesia	amnésie	Amnesie
Ampolla	ampoule	ampoule	Ampulle, Bläschen, Blase, Hautblase, Brandblase
Amputación	amputation	amputation	Amputation

Español	Inglés	Francés	Alemán
Analgésico	analgesic	analgésique	Analgetikum, Schmerzmittel
Análisis	analysis	analyse	Analyse
Anatomía	anatomy	anatomie	Anatomie
Anejos	adnexa	annexes	Adnexe
Anemia	anaemia	anémie	Anämie
Anestesia	anaesthesia	anesthésie	Anästhesie, Narkose, Betäubung
Anexos	adnexa	annexes	Adnexe
Ano	anus	anus	Anus, After
Anoxia	anoxia	anoxie	Anoxie, Sauerstoffmangel
Ansiedad	anxiety	anxiété	Angst
Antebrazo	forearm	avant-bras	Unterarm
Antibacteriano	antibacterial	antibactérien	antibakteriell
Antibióticos	antibiotics	antibiotiques	Antibiotika
Anticuerpos	antibodies (AB)	anticorps	Antikörper
Antígeno	antigen	antigène	Antigen
Antimicrobiano	antimicrobial	antimicrobien	antimikrobiell
Antiséptico	antiseptic	antiseptique	Antiseptikum
Aparato digestivo	digestive system	système digestif	Verdauungsapparat
Aparato respiratorio	respiratory system	système respiratoire	Atmungsapparatt, Atmungsorgane
Apendicectomía	appendicectomy	apendicectomie	Appendektomie, Blinddarmoperation
Apendicitis	appendicitis	appendicite	Appendizitis, Blinddarmentzündung
Ardor de estómago	heartburn	aigreurs	Sodbrennen
Arritmia	arrhyhtmia	arythmie	Arrhytmie, Rhythmusstörung
Arteria	artery	artère	Arterie, Schlagader
Arteriosclerosis	arteriosclerosis	artériosclérose	Arteriosklerose, Arterienverkalkung
Articulación	articulation	articulation	Artikulation, Gelenk
Artritis	arthritis	arthrite	Arthritis, Gelenkentzündung
Artroscopia	arthroscopy	arthroscopie	Arthroskopie, Gelenkendoskopie
Ascitis	ascites	ascite	Aszites
Asepsia	asepsis	asepsie	Asepsis
Asistencia primaria	primary care	soins de santé primaires	Primärversorgung
Asma	asthma	asthme	Asthma
Aspiración	aspiration	aspiration	Aspiration
Aurícula	atrium	oreillette	Atrium, Vorhof
Aurículo-ventricular (AV)	atrioventricular (AV)	atrio-ventriculaire	atrioventrikulär
Auscultación	auscultation	auscultation	Auskultation, Abhören
Axila	axilla	aisselle	Axilla, Achsel(höhle)

B

Español	Inglés	Francés	Alemán
Bacilo	bacillus	bacille	Bazillus
Bacteria	bacteria	bactérie	Bakterien
Bacteriología	bacteriology	bactériologie	Bakteriologie
Banco de sangre	blood bank	banque de sang	Blutbank
Bazo	spleen	rate	Milz
Biliar	biliary	biliaire	biliär
Bilirrubina	bilirubin	bilirubine	Bilirubin
Bilis	bile	bile	Galle
Blefaritis	blepharitis	blépharite	Blepharitis, Lidentzündung
Boca	mouth	bouche	Mund
Botulismo	botulism	botulisme	Botulismus
Brazo	arm	bras	Arm
Bronquio	bronchus	bronche	Bronchus
Bronquiolo	bronchiole	bronchiole	Bronchiolus, Bronchiole
Bronquitis	bronchitis	bronchite	Bronchitis
Bucal	buccal	buccal	bukkal

C

Español	Inglés	Francés	Alemán
Cabeza	head	tête	Kopf
Cadera	hip	hanche	Hüfte

Español	Inglés	Francés	Alemán
Calcio	calcium	calcium	Kalzium
Cálculo	calculus, stone	calcul, caillou	Stein
Cálculos biliares	gallstones	calculs biliaires	Gallensteine
Caloría	calorie	calorie	Kalorie
Campo de visión	field of vision	champ de vision	Gesichtsfeld
Cáncer	cancer	cancer	Karzinom, Krebs
Cansancio	fatigue	fatigue	Ermüdung
Capilar	capillary	capillaire	Kapillare
Cardíaco	cardiac	cardiaque	Herz-
Cardiología	carodiology	cardiologie	Kardiologie
Cardiopatía	heart disease	insuffisance cardiaque	Herzerkrankung, Herzleiden
Cardiovascular	cardiovascular	cardiovasculaire	kardiovaskulär, Kreislauf-
Caries	caries	carie	Karies
Cartílago	cartilage	cartilage	Knorpel
Catarata	cataract	cataracte	Katarakt, grauer Star
Catarro	catarrh	catarrhe	Katarrh
Cavidad	cavity	cavité	Höhle
Cecostomía	caecostomy	caecostomie	Zökostomie
Cefalea	headache	mal de tête, céphalée	Kopfschmerzen
Ceguera	amaurosis, blindness	amaurose, cécité	Amaurose, Blindheit
Célula	cell	cellule	Zelle
Centígrado	centigrade	centigrade	Celsiusgrad
Cerebro	brain	cerveau	Gehirn, Verstand, Großhirn
Cervical	cervical	cervical	zervikal
Cianosis	cyanosis	cyanose	Zyanose
Cicatriz	scar	cicatrice	Narbe
Ciego	caecum	caecum	Zökum
Cintura escapular	shoulder girdle	ceinture scapulaire	Schultergürtel
Cintura pélvica	pelvic girdle	ceinture pelvienne	Beckengürtel
Circulación	circulation	circulation	Kreislauf, Zirkulation, Durchblutung
Circulación colateral	collateral circulation	circulation collatérale	Kollateralkreislauf
Cirugía	surgery	chirurgie	Chirurgie
Cirujano	surgeon	chirurgien	Chirurg
Cistitis	cystitis	cystite	Zystitis, Blasenentzündung
Clavícula	clavicle	clavicule	Schlüsselbein
Clínico	clinical	clinique	klinisch
Coagular	clot	coaguler	gerinnen, koagulieren
Colágeno	collagen	collagène	Kollagen
Colecistectomía	cholecystectomy	cholécystectomie	Cholezystektomie
Cólera	cholera	choléra	Cholera
Colesterol	cholesterol (chol)	cholestérol	Cholesterin
Cólico	colic	colique	Kolik
Colitis	colitis	colite	Kolitis
Colon	colon	côlon	Kolon
Colostomía	colostomy	colostomie	Kolostomie
Colporrafia	colporrhaphy	colporraphie	Kolporrhaphie
Columna vertebral	vertebral column	colonne vertébrale	Wirbelsäule, Rückgrat
Coma	coma	coma	Koma
Comadrona	midwife	sage-femme	Hebamme
Comprimido	tablet	comprimé	Tablette
Congénito	congenital	congénital	angeboren
Conjuntiva	conjunctiva	conjonctive	Konjunktiva, Bindehaut
Conjuntivitis	conjunctivitis	conjonctivite	Konjunktivitis, Bindehautentzündung, epidemische Konjunktivitis
Contagioso	contagious	contagieux	kontagiös, ansteckend
Contusión	bruise	contusion	Quetschung, Prellung
Corazón	heart	coeur	Herz
Córnea	cornea	cornée	Kornea, Hornhaut (des Auges)
Costilla	rib	côte	Rippe
Costra	scab, eschar	croûte, escarre	Schorf, Kruste, Brandschorf
Cráneo	cranium, skull	boîte crânienne, crâne	Schädel, Kranium
Creatinina	creatinine	créatinine	Kreatinin
Crioterapia	cryotherapy	cryothérapie	Kryoterapie
Cristalino	lens	lentille	Linse

Español	Inglés	Francés	Alemán
Cuarentena	quarantine	quarantaine	Quarantäne
Cucharilla de legrado	curette	curette	Kürette
Cuello	neck	cou	Nacken, Hals
Cuello uterino	cervix	cou	Zervix, Gebärmutterhals
Cuerda vocal	vocal cord	corde vocale	Stimmband
Cuidados postoperatorios	aftercare	postcure	Nachbehandlung, Nachsorge
Cultivo	culture	culture	Bakterienkultur, Kultur
Curación	healing	curatif	Heilung
Curas para heridas	wound dressing	pansements	Verbandmaterial
Cutáneo	cutaneous	cutané	kutan, Haut-

D

Español	Inglés	Francés	Alemán
Dedo de la mano	finger	doigt	Finger
Dedo del pie	toe	orteil	Zehe
Delirio	dlirium, delusion	délire, hallucination	Delirium, Fieberwahn, Wahn, Wahnvorstellung
Demencia	dementia, insanity	démence, aliénation	Demenz, Geisteskrankheit
Dentista	dentist	dentiste	Zahnarzt
De pie	recumbent	couché	liegend, ruhend
Dermatología	dermatology	dermatologie	Dermatologie
Dermatólogo	dermatologist	dermatologue	Dermatologe
Dermis	dermis	derme	Haut
Desbridamiento	debridement	débridement	Debridement, Wundtoilette
Desfibrilador	defibrillator	défibrillateur	Defibrillator
Desinfección	disinfection	désinfection	Desinfektion
Desinfectar	disinfect	désinfecter	desinfizieren
Desinfestación	disinfestation	désinfestation	Entwesung, Entlausung
Desnutrición	malnutrition	malnutrition	Unterernährung, Fehlernährung
Desorientación	disorientation	desorientation	Desorientiertheit
Desvanecimiento	dizziness	étourdissement	Schwindel
Diabetes	diabetes	diabète	Diabetes
Diagnóstico	diagnosis	diagnostic	Diagnose
Diálisis	dialysis	dialyse	Dialyse
Diástole	diastole	diastole	Diastole
Dientes	teeth	dents	Zähne, Gebiß
Difteria	diphtheria	diphtérie	Diphtherie
Digestión	digestion	digestion	Verdauung
Diseminado	disseminated	disséminé	disseminiert, verstreut
Disfagia	dysphagia	dysphagie	Dysphagie, Schluckbeschwerden
Dispepsia	dyspepsia	dyspepsie	Dyspepsie, Verdauungsstörung
Diuresis	diuresis	diurèse	Diurese
Dolor	pain	douleur	Schmerz
Doloroso	sore	douloureux	schmerzhaft, wund
Dorsal	dorsal	dorsal	dorsal, Rücken-
Drenaje	drain	drain	Drain
Duodeno	duodenum	duodénum	Zwölffingerdarm, Duodenum

E

Español	Inglés	Francés	Alemán
Ecografía	ultrasonography	échographie	Ultraschallmethode, Sonographie
Edema	edema	oedème	Ödem, Flüssigkeitsansammlung
Efecto secundario	side effect	effet latéral	Nebenwirkung
Electrocardiograma (ECG)	electrocardiogram (ECG)	électrocardiogramme (ECG)	Elektrokardiogramm (EKG)
Electrodo	electrode	électrode	Elektrode
Electroencefalograma (EEG)	electroencephalogram (EEG)	électroencéphalogramme (EEG)	Elektroenzephalogramm (EEG)
Electrólito	electrolyte	électrolyte	Elektrolyt
Embolia	embolism	embolisme	Embolie
Emesis	emesis	vomissement	Erbrechen
Encefalitis	encephalitis	encéphalite	Enzephalitis
Encía	gingiva	gencive	Gingiva, Zahnfleisch
Endémico	endemic	endémie	Endemie
Endocrinología	endocrinology	endocrinologie	Endokrinologie
Endometritis	endometritis	endométrite	Endometritis

Español	Inglés	Francés	Alemán
Endoscopia	endoscopy	endoscopie	Endoskopie
Enema	enema	lavement	Klistier, Einlauf
Enfermedad	disease, illness	maladie	Krankheit, Leiden
Enfermedad de Alzheimer	Alzheimer's disease	maladie d'Alzheimer	Alzheimer Krankeit
Enfermedad de transmisión sexual (ETS)	sexually transmitted disease (STD)	maladie sexuellement transmissible (MST)	Geschlechtskrankheit
Enfermedad infecciosa	infectious disease	maladie infectieuse	Infektionskrankheit
Enfermedad profesional	occupational disease	maladie professionnelle	Berufskrankheit
Enfermera	nurse	infirmière	Krankenschwester, Schwester, Pflegerin
Enucleación	enucleation	énucléation	Enukleation, Ausschälung
Envejecimiento	ageing	vieillissement	Altern
Enyesado	cast	plâtre	Abdruck, Gipsverband
Eosinófilo	eosinophil	éosinophile	Eosinophiler
Epidemia	epidemic	épidémie	Epidemie
Epidemiología	epidemiology	épidémiologie	Epidemiologie
Epidídimo	epididymis	épididyme	Epididymis, Nebenhoden
Epigastrio	epigastrium	épigastre	Epigastrium, Oberbauch
Epistaxis	epistaxis	épistaxis	Epistaxis, Nasenbluten
Equímosis	bruise	ecchymose	Quetschung, Prellung, Ekchymose
Eritema	erythema	érythème	Erythem
Eritrocito	erythrocyte	érythrocyte	Erythrozyt, rotes Blutkörperchen
Erupción	eruption	éruption	Ausbruch, Ausschlag
Escara	eschar	escarre	Brandschorf
Escayola	plaster of Paris	plâtre	Gips
Esclerótica	sclera	sclérotique	Sklera
Escoliosis	scoliosis	scoliose	Skoliose
Escroto	scrotum	scrotum	Skrotum, Hodensack
Esfínter	sphincter	sphincter	Sphinkter, Schließmuskel
Esguince	sprain	foulure	Verstauchung
Esófago	esophagus	oesophage	Ösophagus, Speiseröhre
Espasmo	cramp, spasm	crampe, spasme	Krampf, Spasmus
Esplenectomía	splenectomy	splénectomie	Splenektomie
Esputo	sputum	salive	Sputum, Auswurf
Esqueleto	skeleton	squelette	Skelett
Estenosis	stenosis	sténose	Stenose
Estéril	sterile	stérile	steril, keimfrei, unfruchtbar
Esternón	sternum	sternum	Sternum, Brustbein
Estómago	stomach	estomac	Magen
Estreñimiento	constipation	constipation	Verstopfung
Etmoides	ethmoid	ethmoïde	Ethmoid, Siebbein
Evacuación	evacuation	évacuation	Ausleerung, Stuhlgang
Exoftalmia	exophthalmos	exophthalmie	Exophthalmus
Exploración	exploration, scan	exploration	Exploration, Scan
Extremidad	limb	membre	Glied, Extremität

F

Español	Inglés	Francés	Alemán
Facial	facial	facial	Gesichts-
Falanges	phalanges	phalanges	Fingerglieder, Zehenglieder
Faringe	pharynx	pharynx	Pharynx, Rachen
Fármaco	drug	médicament	Arzneimittel, Rauschgift
Farmacología	pharmacology	pharmacologie	Pharmakologie
Febril	febrile	fébrile	Fieber-, fieberhaft
Fémur	femur	fémur	Femur
Fibra alimentaria	rooghage	ballant intestinal	Ballaststoff
Fibrilación auricular	atrial fibrillation	fibrillation auriculaire	Vorhofflimmern
Fibrinógeno	fibrinogen	fibrinogène	Fibrinogen
Fiebre	fever, pyrexia	fièvre, pyrexie	Fieber
Fisológico	physiological	physiologique	physiologisch
Fístula	fistula	fistule	Fistel
Flebitis	phlebitis	phlébite	Phlebitis, Venenentzündung
Flictena	blister	ampoule	Blase, Hautblase, Brandblase
Fórmula leucocitaria	differential blood count	formule leucocytaire	Differentialblutbild
Fosa nasal	nostril	narine	Nasenloch

Español	Inglés	Francés	Alemán
Fractura	fracture	fracture	Fraktur, Knochenbruch
Frontal	frontal	frontal	Stirn-, frontal

G

Español	Inglés	Francés	Alemán
Ganglio linfático	lymph node	ganglion lymphatyque	Lymphhknoten
Gasa	gauze	gaze	Gaze, Mull
Gastrectomía	gastrectomy	gastrectomie	Magenresektion
Gastritis	gastritis	gastrite	Gastritis, Magenschleimhautentzündung
Gastroenterología	gastroenterology	gastro-entérologie	Gastroenterologie
Genética	genetics	génétique	Genetik
Genitourinario	genitourinary	génito-urinaire	urogenital
Gérmen	germ	germe	Erreger, Keim, Bazillus
Geriatría	geriatrics	gériatrie	Geriatrie
Gingivitis	gingivitis	gingivite	Gingivitis, Zahnfleischentzündung
Glándula salivar	salivary gland	glande salivaire	Speicheldrüse
Glóbulo rojo	red blood cell	globule rouge	Erythrozyt
Glositis	glossitis	glossite	Glossitis
Glucemia	blood sugar	glycémie	Blutzucker
Glucosa	glucose	glucose	Glukose, Traubenzucker
Gota a gota intravenoso	drip	perfusion	Tropfinfusion
Granulocito	granulocyte	granulocyte	Granulozyt
Grupo sanguíneo	blood group	groupe sanguin	Blutgruppe

H

Español	Inglés	Francés	Alemán
Hambre	hunger	faim	Hunger
Heces	faeces	fèces	Fäzes, Kot
Hematemesis	haematemesis	hématémèse	Hämatemesis, Bluterbrechen
Hematocrito	haematocrit	hématocrite	Hämatokrit (HKT)
Hematología	haematology	hématologie	Hämatologie
Hematoma	haematoma	hématome	Hämatom, Bluterguß
Hemoglobina (Hb)	haemoglobin (Hb)	hémoglobine (Hb)	Hämoglobin
Hemoptisis	haemoptysis	hémoptysie	Hämoptoe, Bluthusten
Hemorragia	haemorrhage	hémorragie	Hämorrhagie, Blutung
Hemorroides	piles	hémorroïdes	Hämorrhoiden
Hepatitis vírica	viral hepatitis	hépatite virale	Virushepatitis
Hepatomegalia	hepatomegaly	hépatomégalie	Hepatomegalie
Hereditario	hereditary	héréditaire	hereditär, erblich
Herida	wound	plaie	Wunde, Verletzung
Herida penetrante	penetrating wound	plaie par pénétration	penetrierende Verletzung
Hernia	hernia	hernie	Hernie, Bruch
Hidrato de carbono	carbohydrate (CHO)	glucide	Kohlenhydrat, Kohlenwasserstoff
Hígado	liver	foie	Leber
Higiene	hygiene	hygiène	Hygiene
Hinchado	swollen	enflé	geschwollen, vergrößert
Hiperbilirrubinemia	hyperbilirrubinaemia	hiperbilirrubinémie	Hyperbilirrubinämie
Hipercalcemia	hypercalcaemia	hypercalcémie	Hyperkalzämie
Hiperlipemia	hyperlipaemia	hyperlipémie	Hyperlipämie
Hipersensibilidad	hypersensitive	hypersensibilité	Hypersensibilität, Überempfindlichkeit
Hipertensión portal	portal hypertension	circulation porte	Pfortaderhochdruck
Hipertermia	hyperthermia	hypertermie	Hypertermie
Hipocondrio	hypochondrium	hypocondre	Hypochondrium
Hipodérmico	hypodermic	hypodermique	subkutan
Hipotensión	hypotension	hypotension	Hypotonie
Hipotermia	hypothermia	hypothermie	Hypothermie
Histerectomía	hysterectomy	hystérectomie	Hysterektomie
Histeria	hysteria	hystérie	Hysterie
Histerotomía	hysterotomy	hystérotomie	Hysterotomie
Hombro	shoulder	épaule	Schulter
Hospital	hospital	hôpital	Krankenhaus. Hospital
Hospital de día	day hospital	hôpital de jour	Tagesklinik

Español	Inglés	Francés	Alemán
Hueso	bone	os	Knochen, Gräte
Hueso coxal o ilíaco	hip bone	os coxal	Hüftknochen
Húmero	humerus	humérus	Humerus, Oberarmknochen

I

Español	Inglés	Francés	Alemán
Ictericia	icterus, jaundice	ictère, jaunisse	Ikterus, Gelbsucht
Idiopático	idiopathic	idiopathique	idiopathisch, essentiell
Íleon	ileum	iléon	Ileum
Ilíaco	iliac	iliaque	ileo-
Incisión	incision	incision	Inzision, Einschnitt
Inconsciente	unconscious	sans connaissance	bewußtlos
Incontinencia	incontinence	incontinence	Inkontinenz
Inervación	innervation	innervation	Innervation
Infarto de miocardio (IM)	myocardial infarction (MI)	infarctus du myocarde	Myokardinfarkt, Herzinfarkt
Infección	infection	infection	Infektion
Infeccioso	infective	infectieux	infektiös, ansteckend
Infestación	infestation	infestation	Befall
Inflamación	inflammation	inflammation	Entzündung
Influenza	influenza	grippe	Influenza, Grippe
Ingestión	ingestion	ingestion	Einnahme, Aufnahme
Inguinal	inguinal	inguinal	inguinal, Leisten-
Inhalar	inhale	inhaler	inhalieren, einatmen
Injertar	graft	greffer	transplantieren, übertragen
Inmune	immune	immun	immun
Inmunidad	immunity	immunité	Immunität
Inmunización	immunization	immunisation	Immunisierung, Schutzimpfung
Inmunodeficiencia	immunodeficiency	immunodéficience	Immundefekt
Inoculación	inoculation	inoculation	Impfung
Insomnio	insomnia	insomnie	Schlaflosigkeit
Insuficiencia cardíaca	heart failure	cardiopathie, maladie du coeur	Herzinsuffizienz, Herzversagen
Insulina	insulin	insuline	Insulin
Intercostal	intercostal	intercostal	interkostal
Intervención quirúrgica	operation	opération	Operation, Einwirkung, Eingriff
Intervertebral	intervertebral	intervertébral	intervertebral, Zwischenwirbel-
Intestino	bowel, gut, intestine	intestin	Darm
Intoxicación alimentaria	food poisoning	intoxication alimentaire	Nahrungsmittelvergiftung
Intraarterial	intra-arterial	intra-artériel	intraarteriell
Intradérmico	intradermal	intradermique	intradermal, intrakutan
Intramuscular (im)	intramuscular (IM)	intramusculaire (IM)	intramuskulär
Intraperitoneal	intraperitoneal	intrapéritonéal	intraperitoneal
Intravenoso (IV)	intravenous (IV)	intraveineux (IV)	intravenös, endovenös
Intubación	intubation	intubation	Intubation
Inyección	injection	injection	Injektion, Spritze
Inyectar	inject	injecter	injizieren, spritzen
Iris	iris	iris	Iris
Irradiación	irradiation	irradiation	Bestrahlung
Irritante	irritant	irritant	reizend
Isoinmunización	isoimmunization	iso-immunisation	Isoimmunisierung

J

Español	Inglés	Francés	Alemán
Jaqueca	migraine	migraine	Migräne
Jeringuilla	syringe	seringue	Spritze
Jubilado	old age pensioner (OAP)	retraité(e)	Rentner

L

Español	Inglés	Francés	Alemán
Labio	lip	lèvre	Lippe
Lagrimal	lacrimal	lacrymal	Tränen-, Tränengangs-
Laminectomía	laminectomy	laminectomie	Laminektomie, Wirbelbogenresektion
Laparoscopia	laparoscopy	coelioscopie	Laparoskopie, Bauchspiegelung

Español	Inglés	Francés	Alemán
Laringe	larynx	larynx	Larynx, Kehlkopf
Laringitis	laryngitis	laryngite	Laryngitis
Láser	laser	laser	Laser
Legrado	curettage	curetage	Kürettage, Ausschabung
Lengua	glossa, tongue	langue	Zunge
Lepra	leprosy	lèpre	Lepra, Aussatz
Lesión	injury, lesion	blessure, lésion	Verletzung, Läsion
Leucemia	leukaemia	leucémie	Leukämie
Leucocito	leucocyte	leucocyte	Leukozyt
Leucocitosis	leucocytosis	leucocytose	Leukozytose
Leucopenia	leucopenia	leucopénie	Leukopenie
Ligadura	ligature	ligature	Ligatur, Gefäßunterbindung
Linfático	lymphatic	lymphatique	lymphatisch, Lymph-
Linfoblasto	lymphoblast	lymphoblaste	Lymphoblast
Linfocito	lymphocyte	lymphocyte	Lymphozyt
Lípido	lipid	lipide	Lipid
Lipoproteína de alta densidad (HDL)	hig density lipoprotein (HDL)	lipoprotéine de haute densité (LHD)	hig density lipoprotein (HDL)
Lipoproteína de baja densidad (LDL)	low density lipoprotein (LDL)	lipoprotéine de basse densité (LBD)	low density lipoprotein (LDL)
Líquido cefalorraquídeo (LCR)	cerebrospinal fluid (CSF)	liquide céphalo-rachidien	Liquor
Lista de espera	waiting list	liste d'attente	Warteliste
Litotomía	lithotomy	lithotomie	Lithotomie
Locomotor	locomotor	locomoteur	fortbewegend, Bewegungs-
Lordosis	lordosis	lordose	Lordose
Lumbar	lumbar	lombaire	Lumbal-, Lenden-

M

Español	Inglés	Francés	Alemán
Macrocito	macrocyte	macrocyte	Makrozyt
Macroscópico	macroscopic	macroscopique	makroskopisch
Magullar	bruise	contusionner	stoßen, quetschen
Maléolo	malleolus	malléole	Malleolus, Knöchel
Malestar	malaise	malaise	Unwohlsein
Maligno	malignant	malin	maligne, bösartig
Mama	breast	sein	Brust
Mandíbula	jaw-bone, mandible	mâchoire, mandibule	Kieferknochen, Mandibula, Unterkiefer
Mano	hand	main	Hand
Marcapasos	pacemaker	stimulateur cardiaque	Schrittmacher
Marcha	gait	démarche	Gang
Mareo	dizziness	étourdissement	Schwindel
Martillo	malleus	marteau	Malleus, Hammer
Masaje	massage	massage	Massage
Mastoiditis	mastoiditis	mastoïdite	Mastoiditis
Material de legrado	curetting	curetages	Kürettage, Ausschabung
Maxilar	maxilla	maxillaire	Maxilla, Oberkieferknochen
Maxilofacial	maxillofacial	maxillofacial	maxillofazial
Medicamento	medicament	médicament	Medikament, Arzneimittel
Medicina	medicine	médecine	Medizin, Arznei
Medicina alternativa	alternative medicin	médecine complémentaire	Alternativmedizin
Médico	Doctor, physician	médecin	Arzt
Médula espinal	cord	cordon	Strang, Schnur, Ligament
Médula ósea	bone marrow	moelle osseuse	Knochenmark
Mejoría	amelioration	amélioration	Besserung
Membrana	membrane	membrane	Membran
Meningitis	meningitis	méningite	Meningitis, Gehirnhautentzündung
Menisco	meniscus	ménisque	Meniskus
Mentón	mentum	menton	Kinn
Metabolismo	metabolism	métabolisme	Metabolismus, Stoffwechsel
Metacarpo	metacarpus	métacarpe	Metakarpus, Mittelhand
Metástasis	metastasis	métastase	Metastase
Metatarso	metatarsus	métatarse	Metatarsus, Mittelfuß
Mialgia	myalgia	myalgie	Myalgie, Muskelschmerz
Microbiología	microbiology	microbiologie	Mikrobiologie

Español	Inglés	Francés	Alemán
Microcirugía	microsurgery	microchirurgie	Mikrochirurgie
Microorganismo	microorganism	micro-organisme	Mikroorganismus
Microscópico	microscopic	microscopique	mikroskopisch
Midriasis	mydriasis	mydriase	Mydriasis, Pupillenerweiterung
Migraña	migraine	migraine	Migräne
Miocardio	myocardium	myocarde	Myokard, Herzmuskel
Miopatía	myopathy	myopathie	Myopathie, Muskelerkrankung
Miopía	myopia	myopie	Myopie, Kurzsichtigkeit
Molécula	molecule	molécule	Molekül
Morbilidad	morbidity	morbidité	Morbidität, Krankhaftigkeit
Mortalidad	mortality	mortalité	Mortalität, Sterblichkeit
Movimiento	motion	mouvement	Bewegung, Stuhlgang
Mucosa	mucosa	muqueuse	Mukosa, Schleimhaut
Muerte	death	mort	Tod, Todesfall
Muñeca	wrist	poignet	Handgelenk, Karpus
Músculo	muscle	muscle	Muskel
Mutante	mutant	mutant	Mutante

N

Español	Inglés	Francés	Alemán
Nacimiento	birth	naissance	Geburt
Narcosis	narcosis	narcose	Narkose, Anästhesie
Nariz	nose	nez	Nase
Nasal	nasal	nasal	nasal
Nasofaringe	nasopharynx	rhinopharynx	Nasopharynx, Nasenrachenraum
Nasogástrico	nasogastric	nasogastrique	nasogastrisch
Náusea	nausea	nausée	Nausea, Übelkeit, Brechreiz
Necrosis	necrosis	nécrose	Nekrose
Nefrectomía	nephrectomy	néphrectomie	Nephrektomie
Nefritis	nephritis	néphrite	Nephritis, Nierenentzündung
Nefrología	nephrology	néphrologie	Nephrologie
Nefrostomía	nephrostomy	néphrostomie	Nephrostomie
Neoplasia	neoplasia	néoplasie	Neoplasie
Nervio	nerve	nerf	Nerv
Nervioso	neural	neural	neural
Neumonía	pneumonia	pneumonie	Pneumonie, Lungenentzündung
Neuralgia	neuralgia	névralgie	Neuralgie
Neurocirugía	neurosurgery	neurochirurgie	Neurochirurgie
Neurología	neurology	neurologie	Neurologie
Neurona	neuron	neurone	Neuron
Neutrófilo	neutrophil	polynucléaire neutrophile	Neutrophiler
Neutropenia	neutropenia	neutropénie	Neutropenie
Nistagmo	nystagmus	nystagmus	Nystagmus
Nódulo	nodule	nodule	Nodulus, Knötchen
Normocito	normocyte	normocyte	Normozyt
Nuca	nape	nuque	Nacken
Nudillo	knuckle	jointure	Knöchel
Nutrición	nutrition	nutrition	Ernährung
Nutrición parenteral total	total parenteral nutrition (TPN)	alimentation parentérale totale	parenterale Ernährung

O

Español	Inglés	Francés	Alemán
Obesidad	obesity	obésité	Adipositas, Obesitas
Occipital	occipital	occipital	okzipital
Ocular	ocular	oculaire	okular
Odontología	dentistry	médecine dentaire, dentisterie	Zahnheilkunde, Zahntechnik
Oftalmología	ophthalmology	ophtalmologie	Ophthalmologie, Augenheilkunde
Oftalmoscopio	ophthalmoscope	ophtalmoscope	Ophthalmoskop, Augenspiegel
Oído	ear, hearing	oreille, audition	Ohr, Gehör, Hören
Ojo	eye	oeil	Auge
Omóplato	scapula	omoplate	Skapula, Schulterblatt
Oncología	oncology	oncologie	Onkologie
Oral	oral	oral	oral
Organismo	organism	organisme	Organismus, Keim

Español	Inglés	Francés	Alemán
Orientación	orientation	orientation	Orientierung
Orina	urine	urine	Urin, Harn
Orofaringe	oropharynx	oropharynx	Mundrachenhöhle
Ortopedia	orthopaedic	orthopédique	orthopädisch
Óseo	osseous	osseux	knöchern, Knochen-
Osteodistrofia	osteodystrophy	ostéodystrophie	Osteodystrophie
Osteomalacia	osteomalacia	ostéomalacie	Osteomalazie
Osteopatía	osteopathy	ostéopathie	Osteopathie
Osteoporosis	osteoporosis	ostéoporose	Osteoporose
Ostomía	ostomy	ostéotomie	Osteotomie
Otalgia	otalgia	otalgie	Otalgie, Ohrenschmerz
Otitis	otitis	otite	Otitis, Mittelohrentzündung
Otorrea	otorrhea	otorrhée	Otorrhoe, Ohrenfluß
Otorrinolaringología (ORL)	ear, nose and throat (ENT)	oto-rhino-laryngologie (ORL)	Hals-, Nasen-, Ohren-
Otoscopio	otoscope	otoscope	Otoskop, Ohrenspiegel
Oxigenación	oxygenation	oxygénation	Sauerstoffsättigung, Oxygenierung

P

Español	Inglés	Francés	Alemán
Paciente inmunocomprometido	immunocompromised patient	malade à déficit immunitaire	immungestörter Patient
Paladar	palate	palais	Gaumen
Palidez	pallor	pâleur	Blässe
Palpación	palpation	palpation	Palpation
Palpitación	palpitation	palpitation	Palpitation, Herzklopfen
Páncreas	pancreas	pancréas	Pankreas, Bauchspeicheldrüse
Pandémico	pandemic	pandémie	Pandemie
Pantorrilla	calf	mollet	Wade
Paperas	mumps	oreillons	Mumps, Ziegenpeter
Parálisis	palsy, paralysis	paralysie	Paralyse, Lähmung
Paraplejia	paraplegia	paraplégie	Paraplegie, Querschnittslähmung
Parásito	parasite	parasite	Parasit, Schmarotzer
Parenteral	parenteral	parentéral	parenteral
Parietal	parietal	pariétal	parietal, wandständig
Parotiditis	parotitis	parotite	Parotitis
Párpado	palpebra	paupière	Palpebra, Lid
Patógeno	pathogen	pathogène	Krankheitserreger, Erreger
Patología	pathology	pathologie	Pathologie
Pecho	breast	sein	Brust
Pediatría	paediatrics	pédiatrie	Pädiatrie, Kinderheilkunde
Pediculosis	pediculosis	pédiculose	Pedikulose, Läusebefall
Pelo	hair	poil	Haar
Pelvis	pelvis	pelvis	Pelvis, Becken
Percusión	percussion	percussion	Perkussion
Perfusión	perfusion	perfusion	Durchblutung
Pericardio	pericardium	péricarde	Perikard, Herzbeutel
Periostio	periosteum	périoste	Periost, Knochenhaut
Peristalsis	peristalsis	péristaltisme	Peristaltik
Peritoneo	peritoneum	péritoine	Peritoneum, Bauchfell
Peroné	fibula	fibula	Fibula, Wadenbein
Personalidad	personality	personnalité	Persönlichkeit
Peso corporal total	total body weight (TBW)	poids corporel total	Körpergewicht
Peste	plague	peste	Pest, Seuche
Petequia	petechia	pétéchie	Petechie
Pie	foot	pied	Fuß
Piel	skin	peau	Haut
Pierna	leg	jambe	Bein
Pigmentación	pigmentation	pigmentation	Pigmentierung, Färbung
Píldora	pill	pilule	Pille
Pinchar	puncture	ponctionner	stechen, injizieren
Piojo	louse	pou	Laus
Pirexia	pyrexia	pyrexie	Fieber
Pirosis	heartburn, pyrosis	aigreurs, pyrosis	Sodbrennen
Planificación familiar	family planning	contrôle des naissances	Familienplanung
Plasma	plasma	plasma	Plasma
Pleura	pleura	plèvre	Pleura

Español	Inglés	Francés	Alemán
Podología	chiropody	chiropodie	Pediküre, Fußpflege
Poliartritis	polyarthritis	polyarthrite	Polyarthritis
Poliomielitis	poliomyelitis	poliomyélite	Poliomyelitis, Kinderlähmung
Poliovirus	poliovirus	poliovirus	Poliovirus
Pólipo	polyp	polype	Polyp
Poro	pore	pore	Pore
Portador	carrier	porteur	Ausscheider, Trägerstoff
Postoperatorio	postoperative	postopératoire	postoperativ
Postprandial	postprandial	postprandial	postprandial
Postural	postural	postural	Lage-
Premedicación	premedication	prémédication	Prämedikation
Preoperatorio	preoperative	préopératoire	präoperativ
Presión arterial (PA)	blood pressure(BP)	tension artérielle (TA)	Blutdruck
Presión intracraneal (PIC)	intracranial pressure (ICP)	pression intracrânienne	Hirndruck, intrakranieller Druck
Primeros auxilios	first aid	secourisme, premiers soins	Erste Hilfe
Profilaxis	prophylaxis	porphylaxie	Prophylaxe, Vorbeugung
Pronóstico	prognosis	pronostic	Prognose
Próstata	prostate	prostate	Prostata
Prostatismo	prostatism	prostatisme	chronisches Prostataleiden
Proteína	protein	protéine	Protein
Proteína C-reactiva	C-reactive protein (CRP)	Test de protéine C-reactive	C-reaktives Protein (CRP)
Prótesis	prosthesis	prothèse	Prothese
Prueba	test	test	Test, Untersuchung
Psicoanálisis	psychoanalysis	psychanalyse	Psychoanalyse
Psiquiatría	psychiatry	psychiatrie	Psychiatrie
Ptosis	ptosis	ptose	Ptose
Pulgar	thumb	pouce	Daumen
Pulmón	lung	poumon	Lunge
Pulsación	pulsation	pulsation	Pulsierend, Pulsschlag
Pulso	pulse	pouls	Puls
Punción lumbar (PL)	lumbar puncture (LP)	ponction lombaire	Lumbalpunktion
Pupila	pupil	pupille	Pupille
Pus	pus	pus	Eiter

Q

Español	Inglés	Francés	Alemán
Quemadura	burn	brûlure	Verbrennung, Brandwunde
Queratina	keratin	kératine	Keratin
Quimioprofilaxis	chemoprophylaxis	chimioprophylaxie	Chemoprophylaxe
Quimioterapia	chemoterapy	chimiothérapie	Chemotherapie
Quiste	cyst	kyste	Zyste

R

Español	Inglés	Francés	Alemán
Radiactivo	radioactive	radioactif	radioaktiv
Radio	radius	radius	Radius, Halbmesser
Radiografía	radiograph, radiography	radiographe, radiographie	Röntgenaufnahme, Röntgen
Radiología	radiology	radiologie	Radiologie, Röntgenologie
Radioterapia	radiotherapy	radiothérapie	Strahlentherapie, Radiotherapie
Raquis	spine	colonne vertébrale	Wirbelsäule, Rückgrat
Rayos X	X-rays	rayons X	Röntgenstrahlen, Röntgenaufnahmen
Reacción	reaction	réaction	Reaktion
Receta	formula, prescription	formule, ordonnance	Formel, Milchzusammensetzung, Rezept, Verschreibung
Recto	rectum	rectum	Rektum
Recuento de glóbulos rojos	red blood dell count (RBC)	numération érythrocytaire	rotes Blutbild
Recuento de leucocitos	white blood cell count (WBC)	globules blancs (NGB)	weißes Blutbild
Reflejo	reflex	réflexe	Reflex
Régimen	diet, regimen	régime	Ernährung, Diät
Rehabilitación	rehabilitation	réadaptation	Rehabilitation
Resfriado	cold	rhume	Kälte, Erkältung
Resonancia	resonance	résonance	Resonanz, Schall
Respiración	respiration	respiration	Respiration, Atmung

Español	Inglés	Francés	Alemán
Respiración boca a boca	mouth to mouth resuscitation	réanimation au bouche-à-bouche	Mund-zu-Mund-Wiederbelebung
Respirador	respirator	respirateur	Respirator, Beatmungsgerät
Resucitación cardiopulmonar	cardiopulmonary resuscitation	réanimation cardiorespiratoire	Herz-Lungen-Wiederbelebung, Reanimation
Retención	retention	rétention	Retention
Retina	retina	rétine	Retina, Netzhaut
Reumatismo	rheumatism	rhumatisme	Rheumatismus
Reumatología	rheumatology	rhumatologie	Rheumatologie
Riñón	kidney	rein	Niere
Rinoplastia	rhinoplasty	rhinoplastie	Rhinoplastik
Rinorrea	rhinorrhea	rhinorrhée	Rhinorrhoe
Rodilla	knee	genou	Knie
Roncar	snore	ronfler	sachnarchen
Rótula	patella	rotule	Patella, Kniescheibe
Rubeola	German measles, rubella	rubéole	Rubella, Röteln

S

Español	Inglés	Francés	Alemán
Sacro	sacrum	sacrum	sakrum, kreuzbein
Saliva	saliva	salive	Speichel
Salud	health	santé	Gesundheit
Sangrar	bleed	saigner	bluten
Sangre	blood	sang	Blut
Sarampión	measles	rougeole	Masern
Sarampión, parotiditis y rubeola	measles mumps and rubella	oreillons rougeole et rubéole	Masern Mumps und Röteln
Secreción	secretion	sécrétion	Sekretion
Secuela	sequela	séquelle	Folgeerscheinung, Folgezustand
Sed	thirsi	soif	Durst
Sedación	sedation	sédation	Sedierung
Seminal	seminal	séminal, spermatique	Samen-, Spermien-
Senil	senile	sénile	senil, Alters-
Sensibilidad	sensitivity	sensibilité	Empfindlichkeit, Feingefühl
Sensorio	sensory	sensitif	sensorisch, Sinnes-
Sepsis	sepsis	septicémie	Sepsis
Septicemia	septicaemia	septicémie	Septikämie
Serología	serology	sérologie	Serologie
Seropositivo	seropositive	séropositif	seropositiv
Sien	temple	tempe	Schläfe
Signo	sign	signe	Zeichen, Symptom
Síncope	syncope, faint	syncope	Synkope, Ohnmacht
Síndrome	syndrome	syndrome	Syndrom
Síntoma	symptom	symptôme	Symptom
Sistema nervioso central (SNC)	central nervous system (CNS)	système nerveux central (CNS)	Zentralnervensystem (ZNS)
Sístole	systole	systole	Systole
Soplo	murmur	murmure	Herzgeräusch, Geräusch
Sordo	deaf	sourd	taub, schwerhörig
Stress	stress	stress	Belastung, Streß
Subconsciente	subconscious	subconscient	unterbewußt
Subcutáneo (SC)	subcutaneous (SC, SQ)	sous-cutané (SC)	subkutan
Sublingual	sublingual	sublingual	sublingual
Sudar	sweat	suer	schwitzen
Sueño	sleep	sommeil	Schlaf
Suero	serum	sérum	Serum, Blutserum
Sulfonamida	sulphonamide	sulfamide	Sulfonamid
Supino	supine	en supination	supiniert
Supositorio	suppository	suppositoire	Suppositorium, Zäpfchen
Supraclavicular	supraclavicular	supraclaviculaire	supraklavikulär
Supuración	suppuration	suppuration	Suppuration, Eiterung
Surmenage	burnout syndrome	syndrome de 'surmenage'	Helfer-Syndrom
Susceptibilidad	susceptibility	susceptibilité	Anfälligkeit, Empfindlichkeit
Sutura	suture	suture	Naht

T

Español	Inglés	Francés	Alemán
Talón	heel	talon	Ferse
Tapón de oído	glue ear	otite moyenne adhésive	glue ear

Español	Inglés	Francés	Alemán
Taquicardia	tachycardia	tachycardie	Tachykardie
Taquipnea	tachypnoea	tachypnée	Tachypnoe
Tarso	tarsus	tarse	Fußwurzel, Lidknorpel
Técnica aséptica	aseptic technique	technique aseptique	aseptische Technik
Temblor	tremor	tremblement	Tremor
Temporal	temporal	temporal	temporal, Schläfen-
Tendón	tendon	tendon	Sehne
Terapéutica	therapeutics, therapy	thérapeutique, thérapie	Therapeutik, -therapie, Therapie, Behandlung
Terciario	tertiary	tertiaire	tertiär, dritten Grades
Termómetro	thermometer	thermomètre	Thermometer
Testículo	orchis, testis	testicule	Hoden
Tétanos	tetanus	tétanos	Tetanus, Wundstarrkrampf
Tetraplejía	tetraplegia	tétraplégie	Tetraplegie
Tibia	shin bone, tibia	tibia	Schienbein, Tibia
Tifus	typhus	typhus	Typhus, Fleckfieber
Tiroides	thyroid	thyroïde	Thyreoidea, Schilddrüse
Tobillo	ankle	cheville	Knöchel, Talus
Tónico	tonic	tonique	Tonikum, Stärkungsmittel
Torácico	thoracic	thoracique	thorakal, Brust-
Torniquete	tourniquet	tourniquet	Tourniquet
Tos	cough	toux	Husten
Tos ferina	pertussis, whooping cough	pertussis, coqueluche	Pertussis, Keuchhusten
Toxicidad	toxicity	toxicité	Toxizität
Tragar	swallow	avaler	schlucken
Tanquilizante	tranquilizer	tranquillisant	Tranquilizer, Beruhigungsmittel
Transfusión	transfusion	transfusion	Transfusion, Bluttransfusion
Tráquea	trachea, windpipe	trachée	Trachea, Luftröhre
Trasplante	transplant	transplantation	Transplantat, Transplantation
Trauma	trauma	traumatisme	Trauma
Trepanar	trephine	trépaner	trepanieren
Trombo	thrombus	thrombus	Thrombus
Trombocito	thrombocyte	thrombocyte	Thrombozyt, Blutplättchen
Tromboflebitis	thrombophlebitis	thrombophlébite	Thrombophlebitis
Trombosis	thrombosis	thrombose	Thrombose
Trompa de Eustaquio	Eustachian tube	trompe d'Eustache	Eustachische Röhre
Tuberculosis	tuberculosis	tuberculose	Tuberkulose
Tumor	tumour	tumeur	Tumor

U

Español	Inglés	Francés	Alemán
Úlcera	ulcer	ulcère	Ulkus, Geschwür
Úlcera duodenal	duodenal ulcer	ulcère duodénal	Duodenalulkus, Zwölffingerdarmgeschwür
Úlcera por decúbito	bedsore	escarre de décubitus	Dekubitus, Durchliegen
Ultrasonografía	ultrasonography	échographie	Sonographie, Ultraschallmethode
Uña	nail	ongle	Nagel
Ungüento	ointment, salve	pommade	Salbe
Unidad de cuidados intensivos (UCI)	intensive care unit (ICU) intensive therapy unit (ITU)	unité de soins spéciaux	Intensivstation
Urea	urea	urée	Urea, Harnstoff
Uréter	ureter	uretère	Ureter, Harnleiter
Uretra	urethra	urètre	Urethra, Harnröhre
Urología	urology	urologie	Urologie
Útero	uterus	utérus	Uterus, Gebärmutter
Úvula	uvula	uvule	Uvula, Zäpfchen

V

Español	Inglés	Francés	Alemán
Vacuna	vaccine	vaccin	Vakzine, Impfstoff
Vacunación	vaccination	vaccination	Impfung, Vakzination
Vacuna triple	triple vaccine	triple vaccin	Dreifachimpfstoff
Vahído	faint	syncope	Ohnmacht
Válvula	valve	valve	Klappe, ventil

Español	Inglés	Francés	Alemán
Varicela	chickenpox, varicella	varicelle	Varizellen, Windpocken
Varices	varicose veins	varices	Varizen, Krampfadern
Vascular	vascular	vasculaire	vaskulär, Getäß-
Vaso	vessel	vaisseau	Getäß, Ader
Vasoconstrictor	vasoconstrictor	vasoconstricteur	Vasokonstriktor
Vasodilatador	vasodilator	vasodilatateur	Vasodilatator
Vejiga	bladder	vessie	Blase, Harnblase
Vena	vein	veine	Vene
Vena cava	cava vein	veine cave	Vena cava
Vena porta	portal vein	veine porte	Pfortader
Vendaje	bandage, dressing	bandage, pansement	Verband, Umschlag
Vendaje de yeso	cast	plâtre	Abdruck, Gipsverband
Venipuntura	venipuncture	ponction d'une veine	Venenpunktion
Ventral	ventral	ventral	ventral, Bauch-
Ventrículo	ventricle	ventricule	Ventrikel, Kammer
Vértebra	vertebra	vertèbre	Wirbel
Vesícula	bleb, blister, vesicle	phlyctène, ampoule, vésicule	Blase, Hautblase, Brandblase, Vesikula, Bläschen
Vesícula biliar	gall bladder	vésicule biliaire	Gallenblase
Vial	ampoule	ampoule	Ampulle
Vías respiratorias y circulación	airway breathing and circulation (ABC)	intubation ventilation et circulation	Luftwege Atmung und Kreislauf (ABC-Regel)
Vientre	belly	ventre	Bauch
Virología	virology	virologie	Virologie
Viruela	smallpox	variole	Variola, Pocken
Virus	virus	virus	Virus
Vísceras	viscera	viscères	Eingeweide, Viszera
Visual	visual	visuel	visuell, Seh-
Vitamina	vitamin	vitamine	Vitamin
Volumen hemático	blood volume (BV)	masse sanguine	Blutvolumen
Vomitar	vomit	vomir	sich übergeben, erbrechen

X

Español	Inglés	Francés	Alemán
Xeroftalmia	xerophtalmia	xérophtalmie	Xerophthalmie

Y

Español	Inglés	Francés	Alemán
Yeso	gypsum, plaster	gypse, plâtre	Gips, Pflaster
Yeyuno	jejunum	jéjunum	Jejunum
Yodo	iodine	iode	Jod

Z

Español	Inglés	Francés	Alemán
Zona de decúbito	pressure area	zone particulièrement sensible	Druckfläche
Zoonosis	zoonosis	zoonose	Zoonose, Tierkrankheit
Zóster	zoster	zona	Herpes zoster, Gürtelrose

Índice

9. Primeros auxilios

Sección de consulta

Clave de la solución de los ejercicios

Apéndice de abreviaturas y siglas

Glosario 163